注射填充剂图解手册

Illustrated Manual of Injectable Fillers

第二版

主编　（美）尼尔·萨迪克（Neil S. Sadick）

医学博士、FAAD、FAACS、FACP、FACPh，美国纽约州Sadick皮肤科主任

主审　罗　谦

主译　刘庆阳　洪恺志　郭晓波

北方联合出版传媒（集团）股份有限公司

辽宁科学技术出版社

Illustrated Manual of Injectable Fillers

A Technical Guide to the Volumetric Approach to Whole Body Rejuvenation 2nd Edition / by Neil S. Sadick / ISBN: 9780367619619

©2024，辽宁科学技术出版社。

著作权合同登记号：第06-2022-93号。

版权所有·翻印必究

图书在版编目（CIP）数据

注射填充剂图解手册：第二版 /（美）尼尔·萨迪克（Neil S. Sadick）主编；刘庆阳，洪恺志，郭晓波主译. —沈阳：辽宁科学技术出版社，2024.6

ISBN 978-7-5591-3550-6

Ⅰ.①注… Ⅱ.①尼… ②刘… ③洪… ④郭… Ⅲ.①注射—美容术—图解 Ⅳ.①R625-64

中国国家版本馆CIP数据核字（2024）第081526号

出版发行：辽宁科学技术出版社
　　　　　（地址：沈阳市和平区十一纬路25号　邮编：110003）
印 刷 者：辽宁新华印务有限公司
经 销 者：各地新华书店
幅面尺寸：210mm×285mm
印　　张：10.5
插　　页：4
字　　数：300千字
出版时间：2024年6月第1版
印刷时间：2024年6月第1次印刷
责任编辑：凌　敏　于　倩
封面设计：袁　舒
版式设计：袁　舒
责任校对：闻　洋

书　　号：ISBN 978-7-5591-3550-6
定　　价：168.00元

联系电话：024-23284356
邮购热线：024-23284502
E-mail：lingmin19@163.com
http://www.lnkj.com.cn

编著者名单

Macrene Alexiades, Yale University School of Medicine, New Haven, CT, and Dermatology and Laser Surgery Center of New York, NY, USA

Marcelo B. Antunes, The Piazza Center, Austin, TX, USA

Justin C. Cohen, West End Plastic Surgery, Washington, DC, USA

Daniel Dal'Asta Coimbra, Les Peaux Clinic, Rio de Janeiro, Brazil

Taciana Dal'Forno Dini, Hospital São Lucas da PUCRS, Porte Alegre, Brazil

Trina G. Ebersole, Washington University in St. Louis, St. Louis, MO, USA

Sabrina Fabi, Cosmetic Laser Dermatology, San Diego, CA, USA

Mark J. Glasgold, Glasgold Group, Princeton, NJ, USA

Robert A. Glasgold, Glasgold Group, Princeton, NJ, USA

Stephen A. Goldstein, Banner University Medicine Multispecialty Surgery Clinic, Tucson, AZ, USA

Cheryl Karcher, Center Aesthetic, New York, NY, USA

Amanda A. Lloyd, The Skin and Vein Institute, Encinitas, CA, USA

Mary P. Lupo, Lupo Center for Aesthetic and General Dermatology, New Orleans, LA, USA

Rosemarie Mazzuco, Private Practice, Carazinho, RS and Rondonopolis, MT, Brazil

Jason D. Meier, ENT Specialists of North Florida and Meier Plastic Surgery, Jacksonville, FL, USA

Teri N. Moak, Washington University in St. Louis, St. Louis, MO, USA

Evan Ransom, San Francisco Facial Plastic Surgery, San Francisco, CA, USA

Deborshi Roy, Ear Nose Throat & Sinus Center, Rancho Cucamonga, CA, USA

Neil S. Sadick, Medical Director, Sadick Dermatology, New York, NY, USA

Sachin M. Shridharani, LUXURGERY, New York, NY, USA

Betina Stefanello, Instituto de Dermatologia Prof. Rubem David Azulay, Rio de Janeiro, Brazil

Grace M. Tisch, LUXURGERY, New York, NY, USA

Natalie Yin, Dermatology, Pfizer, New York, NY, USA

审译者名单

主　审：罗　谦

主　译：刘庆阳　洪恺志　郭晓波

译　者：（排名不分先后）

杨铠源　漆广元　王亚峰　李晓笑　王祥稣

马情情　白　玉　贾　康　张荷叶　张寿丽

蔡沛怡　李永范　任乐思　周敏珍　彭美雄

译者序

    本书由芙艾医疗全体医生团队共同译制完成，历时数月，笔耕不辍。特别感谢除我之外的二位组长刘庆阳、洪恺志，以及全体组员郭晓波、杨铠源、漆广元、王亚峰、李晓笑、王祥稣、马情情、白玉、贾康、张荷叶、张寿丽、蔡沛怡、李永范、任乐思、周敏珍、彭美雄（排名不分先后），大家都是在辛苦工作之余，利用自己的个人时间，潜心钻研，互相指鉴，相待而成。

    这是芙艾医疗全体医生团队首次通力合作的成果，未来我们亦将进一步努力呈献更多学术佳作。

    当然，由于译者水平有限，错漏之处在所难免，还请各位读者不吝指正。

    最后，感谢每一位译者的辛勤工作，感谢审核专家的反复审校。

    感谢芙艾医疗CEO黄侃先生的大力支持。

    感谢辽宁科学技术出版社为本书的出版付出的努力。

罗　谦

2024年1月

目 录

1

结构性容量年轻化简介

Neil S. Sadick

美容外科趋势

无创和微创治疗在医美领域可以为容貌带来快速的改变。钝针、锐针和注射器已经取代了手术刀，午餐式治疗让停工期和恢复期成为历史。在这一领域有这样的趋势：医生总会为他的求美者尝试并发展新的治疗方法。由于人们不论性别、文化背景、年龄或种族都会寻求医美治疗，所以医生需要具备多项能力储备：熟知不同性别的解剖差异、不同文化族群需求差异，具备千变万化的临床工具的使用经验并做出恰当选择。

与过去"熨平"的治疗后容貌趋势相反，现在人们的观念开始转变为实现"更年轻的容貌"。新趋势是处理深层软组织缺失，从而达到更加丰满、自然地减少皱纹且呈现立体的容貌。这种追求"年轻容貌"的意识转变以及求美者对创伤轻微程度的要求使注射填充领域的实施高速增长。

面部衰老过程反映了如下因素之间的相互作用：遗传、解剖、年龄和环境因素。衰老的表现包括皮肤和皮下脂肪的变薄、肌肉萎缩和骨吸收。除此之外，弹性纤维和胶原渐进性松弛以及肌肉下层组织弱化也会助长皱纹产生。与年龄相关的改变会产生原本不存在的阴影和空洞感。老化的容貌特征包括眉间、额头、鼻唇沟处的明显皱纹。近年来，医生可以使用自体脂肪或者其他多种新型填充增容材料来治疗萎缩带来的老化。

容量结构年轻化为面部老化、皱纹和轮廓缺失提供了极好的选择。相较于手术，它给想要保持年轻容貌的求美者提供了更安全、微创且经济的选择。然而，医生必须对所有可用的产品及其特性有一个全面的了解。这方面的知识将使医生对面部填充技术与特定的适应证进行最佳配对，从而带给求美者最大的疗效和满意度。

该领域的演进

很久以前，医生通过外科手术方式将异体植入物用于临床，改善明显的容量缺损。颌面修复学科的确切起源难以界定，但是20世纪30年代，医生的主要工作推动了颌面、口腔和整形外科对局灶性受损求美者的改善。时至今日，从这些早期试验发展而来的技术已经变得安全，并且适用于微小畸形的情况。

将脂肪从身体的一个部位转移到另一个部位，革新了容量恢复年轻化的趋势，可以说脂肪是第一种可用的填充剂。自19世纪90年代脂肪块移植物和20世纪20年代可注射脂肪移植物开始使用以来，人们一直对脂肪移植很感兴趣。从那时起，人们的兴趣逐渐减弱，直到20世纪80年代，整形外科界对脂肪移植的兴趣再次高涨。脂肪移植术与脂肪抽吸术并肩兴起，高速发展。

随着脂肪获取技术的成熟，自体脂肪这一填充剂变得丰富且易获取。该技术旨在保存脂肪细胞的精细结构，并提供给脂肪细胞赖以生存的充足血液供应。脂肪提供了良好的容量填充，并且时效超过可吸收填充剂。求美者对脂肪的满意度很高，许多人更喜欢使用自己的自体脂肪而不是合成填充剂。自体脂肪也可以改善皮肤质量，改善痤疮和瘢痕，并改善皮肤的光泽度。这种现象究竟是由于脂肪细胞中的营养物质，还是由于已经提出的"干细胞"特性，其实都还停留在纯粹的理论层面。

一些从业者认为，脂肪移植技术是这10年来最重要的年轻化手段之一。面部容量年轻化技术特别适用于额部、眼部、脸颊、下颌、吸烟纹、唇部、木偶纹、颏颌沟。脂肪移植技术可用于臀部、乳房、小腿，以及创伤后或医源性抽脂造成的缺损。随着人们对脂肪移植兴趣的持续高涨以及对临床效果的不断重新评估，医生将进一步优化用于软组织容量填充的脂肪移植技术。

注射填充剂

使用注射填充剂进行软组织增容的实践有很长且记载详尽的历史。时至今日，它仍是面部增容的重要手段。

在过去的10年里，注射产品和神经毒素一样，在美容皮肤科的使用迅速增加，神经毒素也曾是医美医生最喜爱的"潮流单品"。过去的几年里，在寻找一种理想填充剂的驱动力下，可用的面部年轻化材料越来越多。理想的填充剂应具备如下特质：不过敏、不致癌、不致畸、持久、可重复、稳定、负担得起、引起不良事件概率极低。可以说，对于一些人来说，理想的填充剂将是永久性的，而对于另一些人来说，则是可吸收的，这取决于求美者以前的经验和医生的专业知识。虽然还没有找到满足上述所有标准的填充剂，但是仍然有大量的合成材料不断涌现并且能够安全易上手地应用于临床。填充剂的选择取决于注射深度以及不同求美者的个体差异。重要的是，注射者要谨慎行事，确保告知求美者治疗的风险和好处，并在必要时提倡适当的试验剂量，以避免或尽量减少潜在的不良事件。

在20世纪80年代，将牛源胶原蛋白用于医疗美容掀开了软组织填充的新篇章。仅在过去的5年里，在美国和其他国家获得批准的面部填充剂的数量就在迅速增长。迄今为止，使用最广泛的填充剂可分为3类：非永久性、半永久性和永久性。非永久性填充剂会产生短暂的效果，并最终被吸收。这种类型的填充剂需要反复注射，才能达到长期的效果。半永久性填充剂通常比大多数非永久性填充剂维持时间更长，但也会经历部分吸收。只有永久性填充剂才能通过一次注射产生长期效果。

非永久性填充剂

胶原蛋白

胶原蛋白是人体结缔组织的主要成分，如骨骼、软骨、皮肤和血管系统中都有广泛分布。可注射的胶原类填充剂包括纯化的牛、猪、人来源的胶原蛋白。牛源胶原蛋白是美国食品和药品监督管理局（FDA）在1981年批准的第一个面部填充剂，它是从一个特应的美国牛种群中获取的。牛源胶原类填充剂（Zyderm, Zyplast）的一个主要缺点是，它们具有潜在的免疫原性且注射前必须进行皮试。改善过敏反应问题的办法包括改用人源胶原（CosmoDerm, CosmoPlast）和猪源胶原（Evolence）。其实在撰写本文时，所有上述填充剂都已不在美国市场使用，但是重新引入猪源胶原类填充剂的可能性仍然存在。所有胶原蛋白填充剂均可降解和可吸收，持续时间不到1年。减缓胶原类填充剂的吸收（延长填充效应），是通过将不同胶原分子的一部分用戊二醛或核糖交联而实现的。快速降解并不一定是胶原蛋白产品的缺点，在某些审美需求下，它反而是一种优势。胶原蛋白最适合用于浅表缺损的矫正，并可以注射到真皮层。快速聚合胶原蛋白（RPC纯胶原蛋白，EternoGen）是一种新的胶原蛋白迭代品，已在美国和欧洲国家的临床试验中进行了评估。它由纯 I 型胶原蛋白分子（非交联、无菌、非致热源性、猪源性）、乙二胺四乙酸（螯合剂和抗菌剂）和甘露醇（降低治疗部位自由基活性的抗氧化剂）组成。

透明质酸

透明质酸（HA）类填充剂特别受欢迎，因为它们具有低过敏反应、不需要皮试的特性。虽然它们不是永久性的，但大多数HA类填充剂都有较久的维持时间。截至2017年初，美国有14种FDA批准的HA填充剂：Restylane（-L、Lyft、Refyne、Defyne、Silk）、Juvederm（Ultra、Ultra XC、Plus、Plus XC、Voluma、Voluma XC、Vollure XC、Volbella XC）和Belotero Balance。在2017年底一种新的HA填充剂——Teosyal（Teoxane）获得了美国FDA的批准，2020年初在美国上市。

HA是一种天然存在的黏多糖化合物，是细胞外基质的重要组成部分。在皮肤中，它提供了支撑和容量，同时也保持和吸引水分。随着皮肤老化，HA的含量减少，这点也和皱纹的形成高度相关。临床上，向皮肤内注射HA可补充皮肤体积，恢复皮肤外观。市场上的大多数HA是非动物源性、稳定的HA，是由马链球菌发酵产生的。大多数产品的区别在于总HA浓度和交联程度的不同。总HA浓度是指产品中不溶性HA和可溶性HA的总量。可溶的液态HA会被迅速吸收，主要起到润滑作用，以便于材料通过针头推出。注射后留在皮肤中的不溶性凝胶部分体现临床效果。所有目前可用的HA填充剂都被FDA指定为注射到真皮中层至深层，用于矫正中度至重度面部皱纹和皱襞，尤其是鼻唇沟和唇部皱纹。然而，HA产品通常也用于说明书外适应证。

半永久性填充剂

羟基磷灰石钙

羟基磷灰石钙（CaHA）长期以来都被用于骨性替代材料，作为软组织增容材料也很适用。其高密度和低溶解度提供了长期的效果和低免疫敏感性。Radiesse™是FDA唯一批准的CaHA类真皮填充剂。它是一种黏性凝胶，由羧甲基纤维素、甘油和纯化水组成，其中悬浮着25～45μm的CaHA球形颗粒。Radiesse是一种中至长效的填充剂，据报道，其持续时间超过12个月。此外，Radiesse适用于不同的位置。除了脸颊和鼻唇沟，Radiesse也被用于鼻子和下颌，所以它可以作为全面部填充剂和轮廓塑造剂。Radiesse于2015年被批准用于手背。

聚己酸内酯

聚己酸内酯（PCL）目前正在进行第三阶段的试验，被证明是一种比CaHA更强的生物刺激填充剂。PCL产生的胶原蛋白更稳定，因此PCL比CaHA持续的时间更长。名为Ellansé的产品有4种类型，S、M、L和E，效期分别为1年、1.5年、3年和4年或以上。

聚左旋乳酸

聚左旋乳酸（PLLA）是一种可吸收缝合线或骨科板钉所用的合成材料。Sculptra是目前可用的

PLLA类填充剂，它是一种直径为40~63μm的PLLA微球，在注射前必须用无菌注射用水进行复溶。PLLA由于其刺激新生胶原蛋白形成的能力而被归类为生物活性填充剂。PLLA最初被FDA批准用于纠正艾滋病病毒感染者的脂肪萎缩，但也经常在说明书外用于其他美容问题。2009年7月，Sculptra被FDA批准用于美容目的。它主要用于某个范围内的整体改善而不是局部的皱纹，通常需要多次治疗以达预期效果。治疗效果并非立竿见影，需要3~6个月，因为成纤维细胞被刺激产生新生胶原蛋白和真皮重塑的发生需要一定时间。除了容量增长外，PLLA最近还被证明可以改善皮肤质地。

永久性填充剂

目前只有一种——Bellafill（曾用名ArteFill爱贝芙），它作为永久性填充剂被FDA批准用于临床。Bellafill由聚甲基丙烯酸甲酯微球和牛源胶原蛋白构成。不可降解的微球可刺激成纤维细胞的活性和结缔组织的生长，使这种填充剂具有生物刺激特性。最终的结果是形成一个生物稳定的基质，从而达到持久的美容效果。成功使用Bellafill的关键点在于避免过度矫正而是要偏保守点注射。2005年，FDA批准使用Bellafill矫正鼻唇沟，并于2015年批准其用于矫正21岁以上求美者的中重度萎缩、延伸性面部痤疮瘢痕。

其他注意事项

虽然注射填充剂可以提供有效替代手术的方法，但它们也有局限性。对于整形外科医生来说，识别一些特殊情况是很重要的：①表面轮廓缺损太过浅表不适于填充；②拟填充区域皮肤过于松弛，填充后易形成团块；③深层缺损的肌肉运动区域或皱襞区域，填充容易造成移位或者填充剂可见形态。

适当和完备的培训是所有填充剂治疗成功的关键，培训通常是与治疗相关的监管要求。为特定的缺损选择皮肤填充剂，也许更像一门艺术而非科学，没有简单粗暴的规律可循。大多数产品只在鼻唇沟使用中研究过，但也同时被用于许多其他部位，因此经验仍是最好的老师。表1.1列出了一些填充剂的一般使用标准，并将在后面的章节中进一步讨论。短效填充剂如胶原蛋白和HA，最好用于浅层，以达到修饰表面顺滑度的作用。更持久的刺激性填充剂有利于填充更深的轮廓区域，其中更重要的组织对于刺激的反应有助于实现预期的效果。

不同的填充剂被标签化为注射在特定的皮肤深度。一般来说，产品越黏稠，注射的深度就越深。必须特别关注薄皮肤区域如眉间和嘴唇（尤其是唇红边缘），此区域容易发生血管阻塞和坏死，也易发生过度凸起。该领域的先驱们不断拓展技术手段和提炼技术要点，并用文献为我们呈现他们的试验和智慧。医生需要通过阅读文献，对不断拓展的填充剂适应证和使用指南保持最新更迭。

表1.1 填充剂的典型用途

透明质酸	深层和浅层，取决于解剖区域（鼻唇沟vs唇部）
Radiesse	深层皱襞；真皮深层/骨膜表面
Sculptra	深层注射；全面部容量填充和手部填充
Bellafill	永久性深层和中层填充

结论

注射填充从20多年前的牛源胶原蛋白开始至今有了长足的进步。填充剂因为其简易性和有效性，使得求美者的接受度和需求程度快速增长。时至今日，仍有许多选择是由强大的营销活动驱动的，尤其是让求美者急着去尝试最新填充剂这件事。为了寻求更好、更适合的填充剂的竞争正在进行中，有了这类填充剂，美容外科医生和皮肤科医生能够提供更为广泛的综合治疗。据说，脸上1mm的改进就是灵魂上1km的改进。虽然改善可能是短暂的，但求美者往往对"回转时钟"这件事感到满意。

面部的容量填充已经拓展到其他解剖位置，如手部、颈部、乳房和臀部。结合神经毒素和填充剂在特定层次的注射方法催生了"液态提升"这一理念的兴起，这只是非手术年轻化潮流的缩影。对于整形外科医生、整个医疗美容行业，更重要的是对于我们的求美者来说，这是一个激动人心的时代，我们要感谢填充剂的安全性、有效性和持续进步性。

2

填充剂的生物特性及技术

Neil S. Sadick

简介

世界是瞬息万变的，但人类爱美的心却始终如初。随着科技的发展，人们越来越关注微创面部年轻化技术，促使填充剂的需求量极速增加。在医美市场上，10年前应用的填充剂已经销声匿迹，更理想的新一代填充剂不断涌现，用以满足不同求美者的需求。

液体硅胶是第一个用于面部填充，用来改善面部凹陷、瘢痕和皱纹的填充剂。上市并广泛使用了20年的时间，最终因为远期安全性的问题退出了历史舞台[1-2]。牛源胶原蛋白是第二代被广泛使用的填充剂，但其过敏反应的并发症发生率较高[3]。

目前医美市场上的填充剂及其生物特性

目前最常用的容量填充剂有自体脂肪、透明质酸（HA）、羟基磷灰石钙（CaHA）、聚左旋乳酸（PLLA）和聚甲基丙烯酸甲酯（PMMA）。这些成分的维持时间、生物活性、填充特性及吸水性都不尽相同。

自体脂肪

自体脂肪移植技术的出现时间与牛源胶原蛋白相近。使用自体材料的安全性是任何异体材料、动物源性材料及合成材料所无法比拟的。然而，该技术侵入性更强，需要进行脂肪提取和填充两项操作，因而其并发症发生率更高。考虑到脂肪组织的解剖学特性，填充时需要使用18G的钝针进行注射。而脂肪填充的有效性由多个因素决定，如移植的脂肪细胞种类、移植部位、注射技术、注射医生的经验等。对于部分医生而言，治疗的一贯性和可复制性也存在阻碍。自体脂肪是通过打肿胀液的方式从供体部位提取的，但是移植到受区的脂肪会脱去这部分水分。移植后，虽然有局部成纤维细胞活化和新胶原蛋白形成，但没有观察到多余的水潴留。移植脂肪的存活率为20%～80%[4-6]。目前正在评估一些可以提高自体脂肪移植存活率及维持时间的方法，如将富血小板血浆或脂肪来源的干细胞添加到移植脂肪中[7-8]。

透明质酸

透明质酸（HA）填充是目前最为流行且广泛使用的非手术类美容项目。目前在美国有多种透明质酸填充剂，依照其交联度和浓度有不同分类，如表2.1所示。液体的剂型，用于改善浅表的细小皱纹，可增加皮肤的弹性和韧性，而交联的制剂则用于面部轮廓的矫正。虽然HA产品都是类似的，但会有一些细微的差异，可供注射医生在特定的治疗中进行相应的选择。如注射医生会考虑产品的流变学特性、注射的部位、维持时间等因素[9-11]。通常用于容量填充的HA浓度为20～24mg/mL。透明质酸填充的临床目的是凹陷部位的饱满感，但是由于其亲水性也会导致局部的水肿。吸水效应会在萎缩的皮下组织产生生物学效应，即注射部位的水分子与HA结合导致组织内水分的重分配。另外，此效应也可增加成纤维细胞的张力，促进胶原蛋白新生，最终提升了该部位的填充效果[12]。

表2.1 美国透明质酸材料

品牌名称	HA浓度（mg/mL）	类型	利多卡因	针头型号（G）
保柔缇	22.5	内聚多密度HA	无	27或30
乔雅登雅致	24	Hylacross HA	无	30
乔雅登雅致XC	24	Hylacross HA	有	27
乔雅登极致			无	
乔雅登极致XC			有	
乔雅登质颜	15	Vycross HA	有	30
乔雅登丰颜	20	VycrossHA	无	25或27
乔雅登丰颜XC			有	
瑞蓝	20	NASHA	无	30
瑞蓝-L			有	
瑞蓝Silk			有	
瑞蓝Lyft	20	NASHA	有	27或29
瑞蓝refyne	20	XpresHAn	有	30
瑞蓝Defyne	20		有	27

羟基磷灰石钙

CaHA（Radiesse）的基本结构为在羧甲基纤维素载体中悬浮的、合成的、大小均一的、光滑的羟基磷灰石钙微球（表2.2）。美国食品和药品监督管理局（FDA）批准Radiesse用于中度至重度皱纹如鼻唇沟（NFL）的治疗，以及获得性免疫缺陷综合征（AIDS）求美者的脂肪萎缩的治疗。作为生物刺激型的填充剂，将Radiesse注射到皮肤后，载体逐渐代谢，在其中的CaHA微球则刺激局部胶原蛋白新生[13]。最终，微球逐渐代谢为钙离子和磷酸盐离子并被排出体外。该产品比其他材料分子量更大，建议在面部深层进行填充。其独特的黏弹性促使其在填充后几分钟内即可成形，减小了填充之后形态不平整的概率，效果可保持8～12个月。

Sculptra（舒颜萃）

Sculptra（舒颜萃）是一种PLLA悬浮液（表2.2），被FDA批准用于治疗艾滋病相关的脂肪萎缩、浅层到深层的颊部凹陷，以及其他面部皱纹。该填充剂与CaHA相似，具有生物刺激性，注射后会诱导亚临床炎症反应，并刺激成纤维细胞增殖和胶原蛋白形成，从而增加真皮层的厚度。PLLA会在9～24个月的时间内逐渐代谢掉[14-15]。它需要进行多次疗程化注射，而非单次注射，治疗间隔为数周。由于治疗结果会随着时间的推移而逐渐改善，因此每次治疗时不能完全矫正。值得注意的是，注射后可能会立即出现暂时性的组织水肿，从而呈现完全矫正的外观。随后的治疗应间隔至少3周，根据皮肤的反应再进行下一次注射。

表2.2 美国非透明质酸材料

品牌名称	主要成分	粒径大小（直径）	利多卡因	针头型号（G）
Sculptra	PLLA	40~63μm球形	无	26
Radiesse	CaHA	25~45μm球形	无	25~27ID
Radiesse+利多卡因			有	27ID
Bellafill（ArteFill）	PMMA	30~50μm球形	有	26

Bellafill（贝丽菲尔）

Bellafill（前称ArteFill）是北美洲唯一的非生物降解注射填充剂。它由30~50μm的PMMA微球组成，悬浮在含有3.5%牛源胶原蛋白和0.3%利多卡因的水基凝胶中（表2.2）[16-17]。Bellafill目前已获得FDA批准用于治疗鼻唇沟凹陷和痤疮瘢痕[18-19]。注射后，Bellafill中的牛源胶原蛋白成分会在1~3个月代谢掉，留下不可生物降解的PMMA微球，这些微球会刺激局部炎症反应，并在注射后的前几周沉积成肉芽组织。随后结缔组织成熟，并在注射后3个月左右，PMMA微球被新生胶原蛋白包围。随着胶原蛋白的再生，填充效果逐渐显现[20]。Bellafill以预装填充注射器的形式提供，建议使用26G的针头填充于网状真皮层。通常需要少量多次注射才能达到最佳效果，并且可以在初次治疗后1~3个月进行补充注射。由于填充效果是随着胶原蛋白的新生逐渐显现的，因此呈现最佳效果需要3~12个月的时间。

制订治疗方案的基础

为了达到良好的治疗效果，仔细的评估和正确的诊断至关重要。我们分析整个解剖区域，包括皮肤、皮下组织、肌肉、脂肪和骨骼。对于整个区域比例和形态的全面认知，以及美学亚单位之间的和谐度有助于为容量重塑提供完美的效果。

在评估面部时，我们将其分为3个部分：上面部，从发际线到外眦水平线；中面部，从外眦水平线以下到上唇部位；下面部，从上唇部到颈部上缘（图2.1）。容量的减少可能发生在这3个区域中的任何一个，且通常不局限于一个区域。最常用于容量纠正的区域是中面部，其次是下面部。在身体部

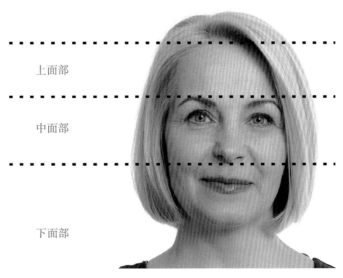

图2.1 面部三区的注射图解。上面部：额部轮廓，颞部凹陷，眉弓形状；中面部：面颊外侧区/内侧区，眼下，鼻部塑形；下面部：下颌缘，唇，颏部，木偶纹，颧骨下凹陷

位，最常用于容量纠正的区域为手背、颈部、臀部、膝和手臂。另外，容量填充的方式还可用于瘢痕或手术后凹陷的治疗。

注射技巧

在进行注射填充时，我们根据使用的填充剂和注射区域的不同，可以采取3种填充方案，即1：1填充、过量填充和欠量填充。在大多数情况下，我们填充的目的是实现理想的容量矫正状态。在某些区域（例如唇部）和某些填充剂（例如自体脂肪）中，需要轻微过量矫正。Sculptra和Bellafill最常用于欠量矫正，因为需要多次注射，待产品的效果逐渐累积。

常用的注射技术有若干种，每位注射医生都有自己的偏好。每次注射时考虑到注射部位的解剖结构和注射层次，会优先选择一种注射技术。这些主要技术有点状注射、线性注射、交叉线性注射、扇形注射和团形注射（图2.2～图2.6）。大多数注射医生更喜欢使用经皮注射技术，但有一些经口腔内的注射技术也适用于下面部的填充。近期被报道的还有塔状注射技术，即锐针/钝针垂直入针（与注射部位的基底成90°），随着针头的退出逐渐给药（图2.7）[21-22]。根据治疗目标，注射时可以选择塔状堆积而非分层注射。注射的层次也各异，大多数用于深层容量补充的注射层次在骨膜层，而浅层则注

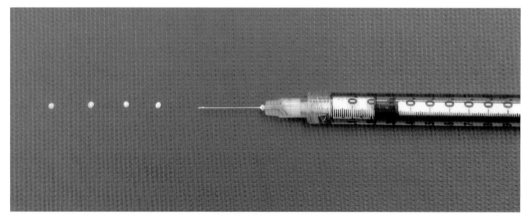

图2.2 点状注射。将针刺入皮肤，沿着皱纹方向与皮肤成10°角进针。注射点与点紧密连接，以产生平滑均匀的效果。用手指或棉签轻轻按摩注射部位（By courtesy of Dr. Deborshi Roy.）

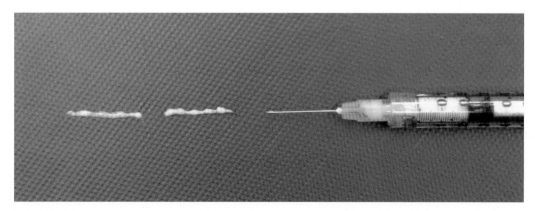

图2.3 线性注射。将针头全部刺入皮肤，边退针边线性给药。用手指或棉签轻轻按摩注射部位。点状线性注射是点状注射和线性注射技术的联合应用（By courtesy of Dr. Deborshi Roy.）

射至真皮层/皮下层。过于浅表的注射，尤其是在皮肤菲薄的区域，可能会导致不良反应。提示针头处于正确平面的视觉关键点包括：①针头的灰色不可见；②针头的形状不明显；③注射者将针尖向下压时可以下压脂肪。

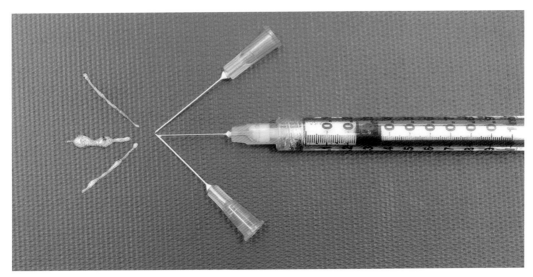

图2.4 扇形注射。在沿着一条线进行线性注射后，退针改变方向，再次进行线性注射，并重复（By courtesy of Dr. Deborshi Roy.）

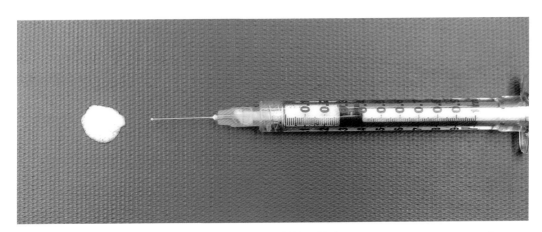

图2.5 团形注射。将针头刺入骨膜层，稍微退针，并大量注射填充剂（By courtesy of Dr. Deborshi Roy.）

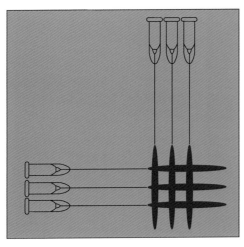

图2.6 交叉线性注射。在凹陷边缘采用线性注射技术，将针头从皮肤中取出，并在距离第一个注射部位5~10mm处刺入，然后重复操作。在与注射线路成直角的线路重复这项操作

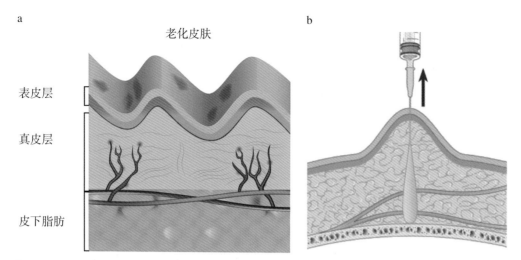

图2.7 塔状注射。a. 皮肤皱纹的示意图。**b.** 采用垂直注射技术，从骨膜上层逆行退针给药。拔针时，给予极少量填充剂

结论

在填充注射时，我们有诸多方案可选择。容量填充成败的关键是对求美者进行充分的临床评估。我们致力于提供一种全球适用的方案，该方案从衰老过程的各个层面和全局出发，进行全面的评估，并给出调整的方案。注射填充也可以与手术和其他非手术治疗方法联合应用，实现全层抗衰以达到最佳治疗效果。精湛的注射技术也非常重要，可以产生最佳效果，使求美者满意度较高。

参考文献

[1] Clemens S, Kroll P. Echographic findings following intravitreous silicone injections. *Klin Monbl Augenheilkd* 1984; 185(1):17–21.

[2] Pearl RM, Laub DR, Kaplan EN. Complications following silicone injections for augmentation of the contours of the face. *Plast Reconstr Surg* 1978;61(6):888–891.

[3] Cooperman LS, Mackinnon V, Bechler G, Pharriss BB. Injectable collagen: a six-year clinical investigation. *Aesthetic Plast Surg* 1985;9(2):145–151.

[4] Coleman SR. Long-term survival of fat transplants: controlled demonstrations. *Aesthetic Plast Surg* 1995;19(5):421–425.

[5] Ersek RA. Transplantation of purified autologous fat: a 3-year follow-up is disappointing. *Plast Reconstr Surg* 1991;87(2):219–227; discussion 228.

[6] Fournier PF. Facial recontouring with fat grafting. *Dermatol Clin* 1990;8(3):523–537.

[7] Cervelli V, Palla L, Pascali M, De Angelis B, Curcio BC, Gentile P. Autologous platelet-rich plasma mixed with purified fat graft in aesthetic plastic surgery. *Aesthetic Plast Surg* 2009;33(5):716–721.

[8] Yoshimura K, Sato K, Aoi N, et al. Cell-assisted lipotransfer for facial lipoatrophy: efficacy of clinical use of adipose-derived stem cells. *Dermatol Surg* 2008;34(9):1178–1185.

[9] Carruthers A, Carey W, De Lorenzi C, Remington K, Schachter D, Sapra S. Randomized, double-blind comparison of the efficacy of two hyaluronic acid derivatives, restylane perlane and hylaform, in the treatment of nasolabial folds. *Dermatol Surg* 2005;31(11 Pt 2):1591–1598; discussion 1598.

[10] Carruthers A, Liebeskind M, Carruthers J, Forster BB. Radiographic and computed tomographic studies of calcium hydroxylapatite for treatment of HIV-associated facial lipoatrophy and correction of nasolabial folds. *Dermatol Surg* 2008;34 Suppl 1:S78–84.

[11] Carruthers J, Klein AW, Carruthers A, Glogau RG, Canfield D. Safety and efficacy of nonanimal stabilized hyaluronic acid

for improvement of mouth corners. *Dermatol Surg* 2005;31(3):276–280.

[12] Hanke CW, Rohrich RJ, Busso M, et al. Facial soft-tissue fillers conference: assessing the state of the science. *J Am Acad Dermatol* 2011;64(4 Suppl):S66–S85, S85 e61–e136.

[13] Marmur ES, Phelps R, Goldberg DJ. Clinical, histologic and electron microscopic findings after injection of a calcium hydroxylapatite filler. *J Cosmet Laser Ther* 2004;6(4):223–226.

[14] Rohrich RJ, Hanke CW, Busso M, et al. Facial soft-tissue fillers conference: assessing the state of the science. *Plast Reconstr Surg* 2011;127(4 Suppl):22S–S66–S85.

[15] Hanke CW. Introduction to the facial soft-tissue fillers conference supplement. *J Am Acad Dermatol* 2011;64(4 Suppl):S45–S46.

[16] Lemperle G, Nacul AM, Fortes FB. Can injection of PMMA-microspheres cause hypercalcemia? *Clin Cases Miner Bone Metab* 2015;12(1):82–83.

[17] Lemperle G, Knapp TR, Sadick NS, Lemperle SM. ArteFill permanent injectable for soft tissue augmentation: I. Mechanism of action and injection techniques. *Aesthetic Plast Surg* 2010; 34(3):264–272.

[18] Joseph JH, Eaton LL, Cohen SR. Current concepts in the use of Bellafill. Plast Reconstr Surg 2015;136(5 Suppl):171S–9S.

[19] Bellafill for acne scars. *Med Lett Drugs Ther* 2015; 57(1471):93–94.

[20] Cohen S, Dover J, Monheit G, et al. Five-year safety and satisfaction study of PMMA-collagen in the correction of nasolabial folds. *Dermatol Surg* 2015;41 Suppl 1:S302–S313.

[21] Sattler G. The tower technique and vertical supraperiosteal depot technique: novel vertical injection techniques for volume-efficient subcutaneous tissue support and volumetric augmentation. *J Drugs Dermatol* 2012;11(8):s45–s47; discussion s47.

[22] Bartus CL, Sattler G, Hanke CW. The tower technique: a novel technique for the injection of hyaluronic acid fillers. *J Drugs Dermatol* 2011;10(11):1277–1280.

3

为求美者选择合适的填充剂

Cheryl Karcher

如何选择理想的填充剂

在过去10年的皮肤美容治疗领域中，可注射填充剂迅速进入医疗美容项目前三的行列。人类在衰老过程中，年轻的饱满感以及皮肤丰盈度会发生改变，脂肪也会流失且重新分布，胶原蛋白减少，骨质吸收。动、静态皱纹的出现更是引发出极大的紧致提升需求，这也激发了大家寻找更理想的填充剂的需求，虽然没有一款填充剂可以满足所有需求，但是更为透彻地了解不同系列的填充剂特性，可以帮助我们获得更好的美容治疗效果。

求美者选择，填充剂选择——如何把握平衡

合适的填充剂的选择始于咨询阶段。关键咨询点在于求美者的过往医疗史。服用阿司匹林、非甾体消炎药和纤溶性维生素等药物是发生淤青和血肿的高危因素。在条件允许的情况下，治疗前7天应停用此类药物。其他的询问要点还包括是否在怀孕期、哺乳期，过敏史［比如牛肉过敏（警惕牛源胶原蛋白注射）］，利多卡因过敏（有些填充剂含利多卡因），以及胶原性血管病史（警惕胶原类填充剂）。治疗前需排除所有危险因素并取得求美者知情同意。治疗前拍照至关重要，这会更有效地管理求美者期待值，更准确地看到术后效果，并且是唯一有效评估的方式。因此，拍摄治疗前后照片是很有价值的追踪工具，为技术进步及填充剂升级提供契机。

咨询过程中，填充剂经常被问到最佳适应证、维持时间、用量及潜在并发症。必须向求美者充分告知治疗后停工期、即时效果和长期效果的区别，以及治疗效果对于在意问题的解决程度。这对于求美者根据塑美效果和预算来选择合适填充剂非常重要。咨询过程中一些要点需要通过以下选择被强调：

- *即刻类与再生类填充剂*：对于一些选择全面部年轻化的求美者来说填充剂的选择十分重要，常常需要选择再生类填充剂，而着重于解决单部位问题的求美者也许倾向塑形性填充剂来获取即刻效果。即刻类填充剂不影响求美者胶原蛋白再生，材料占位性存在，或者有一定程度的吸水性。相反，再生类填充剂募集成纤维细胞随之刺激胶原分泌。再生类填充剂提供了初步的成纤维细胞胶原分泌框架，但最终的容量变化取决于个体胶原蛋白再生容量。得到FDA获批的3种再生类填充剂分别是：Sculptra、Radiesse、Bellafill。这些填充剂通常需要多次复诊以确保理想的矫正效果，确保成纤维细胞拥有足够的结构空间。这些对于求美者来说，意味着效果延迟。必须充分告知求美者再生类填充

剂并非即刻效果，并且往往需要数月（平均6个月）去重建多年来丢失的胶原蛋白。

- *可吸收与不可吸收填充剂*：随着近期FDA获批的首款不可吸收填充剂Bellafill开始使用，求美者的面部轮廓塑形得到了长期维持的可能，钱包也不再容易"疲惫"。在Bellafill获批之前，硅胶作为不可吸收填充剂一直在被超适应证使用，尽管有大量数据支持硅胶微滴注射实现面部年轻化，但其高发的并发症及引发肉芽肿不良事件一直被FDA所管制。不可吸收填充剂更推荐那些比较熟悉填充剂，希望重获曾经注射可吸收填充剂效果的求美者使用。不可吸收填充剂不适用首次注射后不满意的求美者，且不当位置的填充很难移除。不可吸收填充剂往往需要经验丰富的医生操作。当选择可吸收填充剂时，考虑其维持时间和费用很重要。很多可吸收填充剂理想维持时间为6个月至2年。对于求美者来说，不可吸收填充剂的用量和费用可能更多，这是重要的影响选择因素。除此之外，还需考虑如果出现问题是否有可逆处理方法。使用可吸收填充剂的一大优势在于填充不当时可以用透明质酸酶处理。

- *真皮层与皮下层填充剂*：填充剂的注射层次往往影响效果。填充剂的选择因素也在于其合适的填充深度。通常，皮下层填充剂是黏性和大颗粒的填充剂（如Radiesse、Sculptra、Bellafill），这里大颗粒填充剂如果注射层次太浅会引起不平整外观。真皮层填充剂常为小颗粒填充剂，比如胶原蛋白和透明质酸。在一些容量补充塑形的位置，比如眶周和颞部，皮下层填充剂就更适合，因为这些区域的皮肤相对较薄，真皮层填充剂的使用会出现填充感。而口周则适合使用真皮层填充剂处理皱纹，在较浅层次恢复容量。

可降解填充剂

胶原蛋白

胶原蛋白自1981年被FDA获批用于医疗美容整形治疗，但是很多胶原蛋白类产品已经退出市场，转而被新型填充剂取代。胶原类填充剂的主要机制是被动型胶原替代[1-2]。填充效果立竿见影，是追求局部即刻改善的求美者的理想选择。

最早高度提纯的牛源胶原蛋白（Zyderm, Zyplast）分别在1981年和1985年被FDA获批[3]。而其使用量大幅下降的一个原因是过敏反应。为了管理高敏反应，至少需要进行两次皮试[3]。为了管控异种过敏反应，人们通过基因工程从真皮成纤维细胞培育人源化胶原蛋白（CosmoDerm and CosmoPlast），并在2003年获FDA批准使用。最终产品含有以透明质酸钠和其他支撑类填充剂为载体的Ⅰ型和Ⅲ型胶原蛋白。在治疗中，建议填充在皮肤乳头层或更深的网状层，用量为缺陷部位容积的1.5～2倍[4]。Evolence and Isolagen是后期获批的填充剂[5]，EternoGen后续研发了最新的胶原类填充剂——快速聚合型胶原（RPC Pure-Collagen），RPC是一种通过离子液纤维化的Ⅰ型猪源胶原蛋白，类似生理溶液。注射这种液体胶原蛋白可以使软组织丰盈，但欧美还在进行临床试验[6]。

透明质酸

透明质酸是一种聚合黏多糖，广泛存在于真皮层的一种重复的葡萄糖醛酸和乙酰葡糖胺聚合链。透明质酸是一种亲水性材料，可吸纳至自身容积1000倍的水分，因此不能过度矫正填充[7-8]。透明质酸因其理想的粒径，以及适合于唇、皱纹、鼻唇沟和颧颊沟填充而进入填充剂行列。透明质酸在所有物种中结构相同，因此极少引起过敏反应，使用无须皮试。目前的透明质酸部分由动物提取，部分由链球菌发酵合成。商业用途的透明质酸经过交联可维持更长时间。如今在美国，透明质酸是使用最多的填充剂，其中瑞蓝丽提、乔雅登最受欢迎。这类填充剂一般可以维持9个月，而透明质酸如果注射得太浅，可能会出现"蓝色"丁达尔效应（图3.1）。

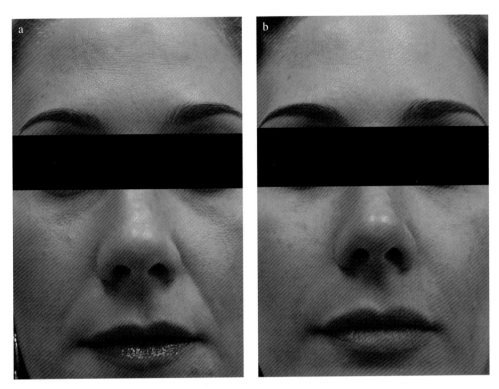

图3.1 **a.** 注射前。**b.** 每侧鼻唇沟注射1mL瑞蓝后

瑞蓝是2003年获FDA批准的首款透明质酸填充剂，至今仍在美国广泛使用。瑞蓝为非动物来源，部分交联，浓度为20mg/mL，可维持6个月[9]。其产品线的Restylane Silk适用于眼下及口周。最新款材料是Refyne和Defyne，可维持12个月，使用XpresHAn工艺让注射后的皮肤看起来更自然。

乔雅登在2006年被FDA获批，适用于更深层的皱纹且维持时间可长达1年。乔雅登为非动物来源，区别于其他颗粒型的材料，它由均一成分组成[8]。在美国，乔雅登系列有雅致和极致。通常建议使用在真皮中到深层，以纠正中到重度皱纹（比如法令纹）。乔雅登（Juvederm Ultra XC）可用于21岁以上人群的唇及口周丰盈。乔雅登系列产品浓度通常为24mg/mL及30mg/mL，新品还有Voluma、Volbella、Vollure，通过高分子和低分子透明质酸交联工艺形成（Vycross crosslinking）。

过去几年，透明质酸成为填充剂金牌典范有几个原因：交联技术让材料可以维持更长时间，具有即刻填充效果，透明质酸的强吸水性可以在注射后通过水分摄取维持形态容量。另一个优点是可逆透明质酸酶可以解决填充不当、移位或栓塞的情况。

羟基磷灰石钙

瑞德喜（Radiesse）是一种混悬羟基磷灰石钙填充剂，为一种类似骨骼或牙齿成分的生物陶瓷。注射前需告知求美者，该材料会在X线检查中显影。瑞德喜在2006年被获批用于严重皱纹凹陷填充矫正之前，最初被FDA批准用于声带不全和颌面缺损的治疗。粒径为25～45μm的羟基磷灰石钙颗粒悬浮在70%的凝胶中，凝胶主要由1.3%羧甲基纤维素、6.4%甘油和36.6%生理盐水组成，羧甲基纤维素最初提供容量支撑功能。随着不断代谢，羟基磷灰石钙为成纤维细胞生长提供了框架结构[10]。但这是否能诱导胶原蛋白新生仍存在争议。因此，仍将瑞德喜认为是即刻塑形类材料（图3.2和图3.3）。

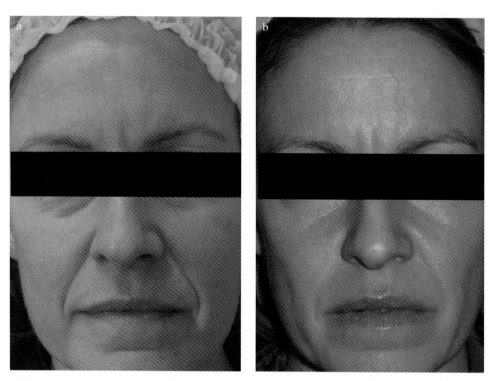

图3.2 **a.** 注射前。**b.** 鼻唇沟注射1.3mL羟基磷灰石钙（Radiesse）混合1% 0.2mL利多卡因

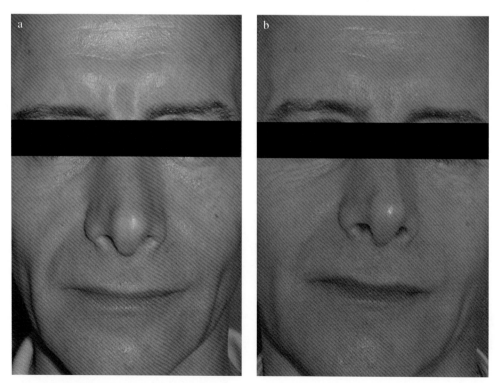

图3.3 **a.** 注射前。**b.** 瑞德喜颊部凹陷注射：1.5mL注射在左右两侧

瑞德喜开始用于皱纹（比如鼻唇沟和木偶纹）治疗[11]。也可以用于鼻部和下颏塑形、面颊丰盈或面部轮廓塑形（比如HIV相关性脂肪萎缩），以及手部填充[12-13]。一般使用27G针头注射在真皮深层或皮下层，注射后需要按摩和塑形以达到较好的轮廓效果。瑞德喜有优异的胶原蛋白诱导能力，维持时间长，对于要求较短恢复期及低复诊的求美者更为合适。

可降解再生类材料

聚左旋乳酸

聚左旋乳酸是一种合成生物相容性高、可降解的植物来源聚合物，在临床上应用已超过40年。在2004年FDA批准用于治疗HIV引起的脂肪萎缩。其他的用途都被视为超适应证使用[14]。

Sculptra被用于广泛的面部容量缺损而非单一皱纹。最初的容量变化来自稀释液且仅维持1周。最终效果在数月后可能仍不明显。因此更适合于愿意接受多次注射且有耐心等待自然效果的求美者。注射PLLA颗粒的区域会呈现Ⅰ型胶原蛋白生长所带来的长效填充效果。发生这种胶原蛋白再生被认为是通过巨噬细胞和成纤维细胞反应以及分泌肿瘤细胞坏死因子-α而实现的（tumor necrosis factor-α）[15]。Sculptra通过刺激胶原蛋白再生实现轮廓饱满，同时改善肤质，被认为是再生类填充剂，这种现象又叫"童颜焕发"。

Sculptra为冻干粉，使用前2~72h复溶。因此除非产品已经混合，否则通常不会进行当日操作。复溶加入利多卡因可有更好的疼痛管理，降低黏性，在一定程度上预防肉芽肿形成。通常在皮下进行扇形注射。颧弓或颞部可采用小剂量点状注射，无须过量矫正。注射后应立即按摩并持续按摩几天。一般需要进行2~3次治疗，治疗间隔为4~6周，治疗效果可维持2~4年。推荐用于脂肪和骨骼萎缩，鼻唇沟处一般注射在肌肉下层；也可用于手部丰盈、痤疮瘢痕，以及脸部以外的其他部位（腹部，臀部[16-17]）。

合成再生类材料

聚甲基丙烯酸甲酯

第三代聚甲基丙烯酸甲酯（PMMA）由Suneva Medical Inc.（San Diego, CA）制造，30~50μm的光滑圆形PMMA微球悬浮在含3.5%牛源胶原蛋白和0.3%利多卡因的水性溶胶中[18-20]。该产品每1mL含有600万个微球，此外类似的其他软组织填充剂还有牛源胶原蛋白，在使用前须做皮试，避免过敏反应[21]。胶原蛋白可以带来即刻效果，而PMMA理论上属于化学惰性材料，效果可以维持多年。材料颗粒表面光滑且不带电荷，可以抵抗细胞吞噬且被人体自身胶原蛋白包裹后不易移位[18]。Bellafill是唯一一款获FDA批准用于鼻唇沟填充的填充剂（图3.4）。然而，其他部位的超适应证使用广泛存在，包括面部皱纹、面颈容量缺损和痤疮瘢痕。之前市场上的PMMA产品名包括Arteplast、Artecoll、ArteFill。Bellafill注射到真皮网状层，通过隧道式注射于真皮和皮下脂肪交界之上。应分层注射形成结构支架达到更好的组织渗透。每次注射后应轻柔按摩。注射层次不精准会引起并发症。注射层次太深可能出现无效治疗导致要求重新注射。注射层次太浅可能导致红斑和瘙痒或浅表结节，出现并发症并且需要进行皮内激素注射。

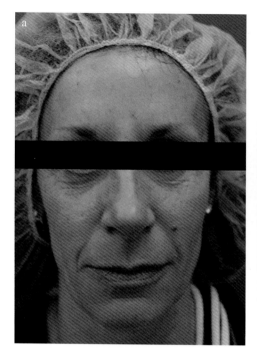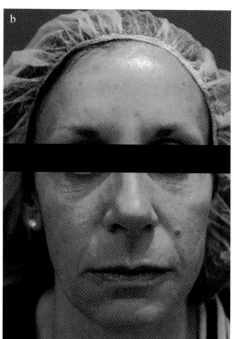

图3.4　**a.** 治疗前。**b.** 每侧鼻唇沟注射0.8mL Bellafill后

结论

使用填充剂进行软组织丰盈迅速在美国成为第三受欢迎的医疗美容治疗方法。皱纹的发生、皮下脂肪的流失，以及随着衰老而出现的下垂让人们对面部软组织的丰盈需求不断上升，填充剂的需求量也会持续上涨。目前的填充剂有不同的功效，同时存在不同的注射技术要求，所以医生必须了解不同填充剂的优缺点和最佳适应证。目前，透明质酸是最受欢迎的填充剂。然而，维持时间更长久甚至持久型材料有其独特功效，甚至对医生和求美者都更有吸引力。非永久性填充剂作为测试或成为长效填充剂的预使用是有意义的。这样可以为求美者提供一种填充效果认知，并判定求美者是否会喜欢更为长效的填充剂。此外，非永久性填充剂也可以让医生先明确达到求美者理想效果的注射需要量大概是多少。

新型填充剂进入市场，它可能是一种更低过敏率、更长维持时间同时更少疼痛的填充剂。理想的面部年轻化方案应该是联合填充剂、激光和光疗的综合化治疗。未来进行单独治疗或联合治疗的观察评估对于更好疗效的实现很有意义。

参考文献

[1] Klein AW. Skin filling. Collagen and other injectables of the skin. *Dermatol Clin* 2001;19(3):491–508, ix.

[2] Sclafani AP, Romo T, 3rd. Collagen, human collagen, and fat: the search for a three-dimensional soft tissue filler. *Facial Plast Surg* 2001;17(1):79–85.

[3] Klein AW, Elson ML. The history of substances for soft tissue augmentation. *Dermatol Surg* 2000;26(12):1096–1105.

[4] Hotta T. Dermal fillers. The next generation. *Plast Surg Nurs* 2004;24(1):14–19.

[5] Narins RS, Brandt FS, Lorenc ZP, Maas CS, Monheit GD, Smith SR. Twelve-month persistency of a novel ribose-cross-linked collagen dermal filler. *Dermatol Surg* 2008;34 (Suppl 1):S31–S39.

[6]　Devore D, Zhu J, Brooks R, McCrate RR, Grant DA, Grant SA. Development and characterization of a rapid polymerizing collagen for soft tissue augmentation. *J Biomed Mater Res A* 2016;104(3):758–767.

[7]　Falcone SJ, Berg RA. Crosslinked hyaluronic acid dermal fillers: a comparison of rheological properties. *J Biomed Mater Res A* 2008;87(1):264–271.

[8]　Monheit GD, Prather CL. Hyaluronic acid fillers for the male patient. *Dermatol Ther* 2007;20(6):394–406.

[9]　Brandt FS, Cazzaniga A. Hyaluronic acid fillers: restylane and perlane. *Facial Plast Surg Clin North Am* 2007;15(1):63–76, vii.

[10]　Berlin A, Cohen JL, Goldberg DJ. Calcium hydroxylapatite for facial rejuvenation. *Semin Cutan Med Surg* 2006;25(3):132–137.

[11]　Alam M, Yoo SS. Technique for calcium hydroxylapatite injection for correction of nasolabial fold depressions. *J Am Acad Dermatol* 2007;56(2):285–289.

[12]　Busso M, Applebaum D. Hand augmentation with Radiesse (calcium hydroxylapatite). *Dermatol Ther* 2007;20(6):385–387.

[13]　Tzikas TL. Evaluation of the radiance FN soft tissue filler for facial soft tissue augmentation. *Arch Facial Plast Surg* 2004;6(4):234–239.

[14]　Vleggaar D. Facial volumetric correction with injectable poly-l-lactic acid. *Dermatol Surg* 2005;31(11 Pt 2):1511–1517; discussion 1517–1518.

[15]　Keni SP, Sidle DM. Sculptra (injectable poly-l-lactic acid). *Facial Plast Surg Clin North Am* 2007; 15(1):91–97, vii.

[16]　Mazzuco R, Sadick NS. The use of poly-l-lactic acid in the gluteal area. *Dermatol Surg* 2016;42(3):441–443.

[17]　Sadick NS, Arruda S. The use of poly-l-lactic acid in the abdominal area. *Dermatol Surg* 2017;43(2):313–315.

[18]　Broder KW, Cohen SR. ArteFill: a permanent skin filler. *Expert Rev Med Devices* 2006;3(3):281–289.

[19]　Lemperle G, Morhenn V, Charrier U. Human histology and persistence of various injectable filler substances for soft tissue augmentation. *Aesthetic Plast Surg* 2003;27(5):354–366; discussion 367.

[20]　Lemperle G, Romano JJ, Busso M. Soft tissue augmentation with Artecoll: 10-year history, indications, techniques, and complications. *Dermatol Surg* 2003;29(6):573–587; discussion 587.

[21]　Kontis TC. Contemporary review of injectable facial fillers. *JAMA Facial Plast Surg* 2013;15(1):58–64.

4

额部和眶周的解剖学机制

Marcelo B. Antunes and Stephen A. Goldstein

简介

面部的上1/3部位（上面部）由额部和眼部组成。这些部位对于一个人的第一印象具有重要作用。额头和眼睛通常会传达一个人的情绪状态或感受。衰老的面部可能会错误地呈现人们真实的心理状态。这也是求美者希望改善面部衰老的主要原因之一。了解上面部的解剖学结构对于准确评估面部衰老的程度非常重要，可帮助外科医生确定哪种面部抗衰技术对于上面部的治疗最有效。

从面部正面看，上面部的上界是前额发际线（发际前缘）、下界上眶缘和眉间。眼周区域在实践中被划定为中面部，但由于其对面部表情和美学的重要性，通常会单独描述。由于上睑与前额和眉毛的活动密切相关，因此最常将其描述为上面部。

眼睛是面部最重要的美学特征部位，也是最早出现衰老痕迹的部位。在青春期，眼睑皮肤紧致并具有微妙而温和的丰盈感。上睑在睑板前形成一个明显而锐利的眼睑褶皱。下睑延伸到眶缘，并逐渐融入颊部，形成单一的凸面（苹果肌）。眼周区的衰老从外眦皱纹开始，随后是皮肤松弛和假性脂肪疝。

此外，上睑可能会产生皮肤松弛，出现视觉上的凹陷和"骨感"。下睑、颧脂肪和眼轮匝肌下脂肪垫（SOOF）可能会下垂，并导致泪沟畸形和下睑与颧骨结合处呈双重凸面（印第安纹）。

眉毛的美学特征在女性和男性求美者中是不同的。女性的眉毛沿着眶缘向内侧和外侧弧形伸展。从美学角度来看，眉弓顶点（眉峰）的位置取决于个人喜好。大多数女性希望眉峰在其眶外侧缘处，另一些女性则更喜欢眉峰在眼尾更靠外的位置。男性的眉毛沿着眶缘水平走行，相对较直。男性的眉毛与鼻背形成一个T形。男女的毛发质量和密度也不同。男性的眉毛更加浓密，而女性的眉毛则更加细腻。上面部的其他部分理想情况下由光滑的皮肤组成，并一直延伸到发际线。

前额发际线也具有美学重要性。理想的发际线高度可以使上面部和全面部的比例协调。天生的低发际线会使上面部缩短，最佳的治疗方式是手术矫正。发际线后移和毛发稀疏会使额头变长，进一步加重了衰老的面容。发际线和眉毛之间的距离变长是衰老的视觉标志之一。

早期眉毛衰老的迹象为眉间纹和横向的皱纹，通常在30岁以后开始出现。随着人们年龄的增长，紫外线引起的皮肤变化以及上面部软组织支撑力量的减弱，逐渐引起视觉上的老化。临床上，主要表现为上睑的皮肤松弛。为了抵抗眉毛的下垂，额肌的持续收缩导致额部皱纹加重。眉毛下垂则导致眼周皮肤赘余和眼外侧的皮肤松弛[1]。眶周脂肪随后穿过上睑的眶隔，导致机械性眼睑下垂和脂肪垫疝。这些老化相关变化的叠加会导致求美者呈现疲惫或生气的外观。

骨骼解剖学结构

上面部的骨骼支撑主要由额骨和侧面的颞骨组成。额骨有两个部分，垂直的额鳞和水平眶部。额部的额鳞通常具有温和的凸面，这部分额骨相对较厚，为颅部提供强度和保护。在上方，有两个被称为额突的隆起区。额突的不对称可能会导致面部垂直方向的不平衡感。在下方，隔着轻微的凹陷，有2个更为突出的隆起部分，称为眉弓。这两个隆起部分在鼻根处相连，男性更为突出。在额鳞的下部是眶上缘，这是额鳞和眶部之间的分界线。在这个弓的中内1/3的交界处是眶上孔（也叫切迹），眶上神经走行其中。少数人在眶缘上方1~2cm处还有一个附属孔[2]。眼部的骨骼由7个部分组成。从抗衰老的角度出发，我们在此只讨论组成眶周的骨骼部分，包括上方的额骨、外侧的颧骨、内下方的上颌骨。

肌肉和神经

上面部的表情肌使人能够表现出惊讶、疼痛、恐惧、愤怒、关注或担忧等表情。眉毛有几个成对的肌群，为皱眉肌、降眉肌和眼轮匝肌。以上肌肉由面神经的额支支配。降眉间肌也属于降眉肌，位于额肌之间的中线上。面神经的颞支支配降眉间肌（图4.1）。

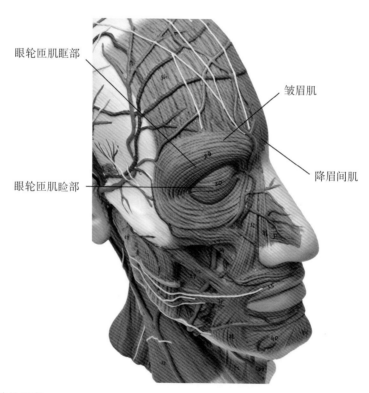

眼轮匝肌眶部

皱眉肌

降眉间肌

眼轮匝肌睑部

图4.1 负责上面部表情的肌肉

额肌是唯一的有提升眉毛作用的肌肉，由一对菲薄的菱形肌肉组成，且无骨性附着点。上端被帽状腱膜包绕。额肌向下融入额部皮肤，并与眼轮匝肌、降眉间肌和皱眉肌的纤维融合。额肌向上走行为帽状腱膜，后者向后走行为枕肌。额肌可向上抬起眉毛，向前移动头皮并表达惊奇的表情。垂直的肌肉运动促进了前额皮肤横纹的形成。随着前额皮肤的逐渐拉长，这些皱纹在静息状态时变得更加明显。皱眉肌是一块锥形的肌肉，起自眉弓内侧端，向外侧走行时逐渐变浅，并在瞳孔中线的位置融入皮下组织。皱眉肌的作用是向内和向下移动眉毛，在眉间形成垂直和斜向的皱纹，也被称为"川字纹"。降眉间肌位于皱眉肌之间，额部中线的位置，起自鼻骨，并逐渐融入眉间的皮肤。降眉间肌的收缩会下拉眉毛，在眉间形成水平的皱纹。

眼轮匝肌起自上颌骨的额突、泪骨、眼睑内侧韧带及额骨的鼻突，在向外延伸后融入眼眶外侧的皮下组织中（图4.2）。眼轮匝肌是一种括约肌，负责眼睑闭合。它分为3个部分：眶部、睑部和泪囊部（国内称为眶隔部，因国人相较白种人上眶隔更易膨出）。眶部是最厚的部分，位于最外侧。睑部紧贴上睑及下睑皮肤，位于其深层，从内眦延伸至外眦。泪囊部起自后泪嵴，在睑板的浅层向外走行，融入外眦的肌腱。睑部和泪囊部的运动是非自主性的，它们负责非自主的眼睑闭合，如眨眼。它们也是泪腺系统的重要组成部分。眶部是一个自主性肌肉，它的收缩会导致眼睑紧闭，下拉眉毛，并在眶外侧形成皱纹，通常称为"鱼尾纹"。眼轮匝肌的运动对面部表情有重要的作用，可能是非语言交流的最重要来源：众所周知，"眼睛是心灵的窗户"。通过眼睑的运动，人们可以表达情感，如疼痛、愤怒、恐惧和惊讶。

降眉肌和提眉肌之间的拮抗运动促使眼周和眉部发生老化。了解其中的相互作用机制是医生开展神经调节等微创治疗的基础。无论目标是减少降眉肌的作用并提升眉部，还是压低眉部并改善面部对称性，神经调节剂都可以用于提供更年轻的面部外观。

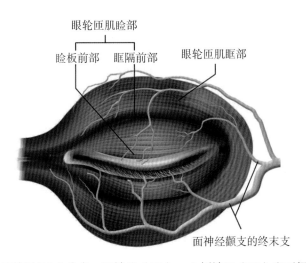

图4.2　面部皮神经来源于三叉神经的3个分支：眼神经（V1）、上颌神经（V2）和下颌神经（V3）（Reprinted with permission from Ref.[3]）

上面部的运动神经多数来自面神经的额支。面神经的主干在髁突处分为上下2个分支，2个分支继续走行并分为5个分支。额支起自面神经的上部分支。一项尸体解剖学研究追踪了额支与周围筋膜层的变异，发现其有1~4个分支。约85%的概率有一个以上的分支，其中两个分支是最常见的，概率为57.1%[4]。额支的走行轨迹大致为从耳垂附着点（约在耳郭下方5mm）到同侧眉尾外侧1.5cm的线，也称为Pitanguy线[5]。解剖学上，位于耳轮脚外眦连线的中点。该神经在颞浅筋膜和颞深筋膜的浅层之间走行，最终穿入额肌的深层。

上面部的感觉神经由三叉神经的眼支支配。这个神经有2个分支：眶上神经及滑车上神经。眶上神经穿过眶上孔，支配上睑，然后再向上走行于额部，支配额部和头皮的侧部与上部。滑车上神经从眶上孔和眼部上斜肌之间穿出，弯曲向上走行，支配额头下部和中央区的皮肤（图4.3）。

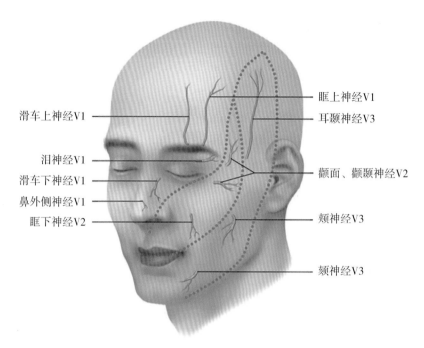

图4.3 眼轮匝肌和面神经（Reprinted with permission from Ref.[3]）

脂肪垫及韧带

尽管上面部没有太多脂肪，但眼周区的脂肪垫分布解剖学上较为复杂。这些脂肪垫由眶隔分为前（眶）隔和后（眶）隔两部分。前隔脂肪垫位于眶隔的表面及眼轮匝肌的深层。前隔脂肪垫增加了轮廓和丰盈感，有助于凸显年轻态。在眼上方，眉深层是眼轮匝肌后脂肪垫（ROOF），而在眶下缘正下方是SOOF。ROOF呈新月形，沿着上睑分布，位于眶上神经外侧，向上覆盖眶上缘。ROOF通过为眉毛的外侧1/3提供支撑和丰满感而使眉毛呈现年轻态。SOOF位于弓状缘和眶下缘的下方[6]。SOOF的下降和萎缩与泪沟畸形的外观有关，加速了衰老的进程。通常表现为内眦向下外侧延伸长度约2cm的凹痕[7]。在此区域通常可以通过注射填充剂来恢复容量并实现面部年轻化，减少皱纹，或根据需要进行容量重塑。

眶隔深层的脂肪垫被称为后隔脂肪垫。当眶隔力量减弱时，这些脂肪垫会进入眼睑并导致假性疝。眶内有5个后隔脂肪垫。上睑有2个脂肪垫：中央（或提睑肌腱膜前）和内侧脂肪垫（泪腺位于其外侧）。下睑有3个脂肪垫：中央、内侧和外侧脂肪垫。这些脂肪组织与求美者的体重或体形无关。内侧脂肪垫比中央脂肪垫颜色更浅，纤维更多。上睑脂肪垫位于眶隔和提睑肌腱膜之间。它们由滑车神经分开。泪腺位于上隔后间隙的外侧区域。下睑脂肪垫也被解剖结构分开。下斜肌将内侧和中央脂肪垫分开，睑板筋膜的弓状扩张部将中央和外侧脂肪垫分开（图4.4）。

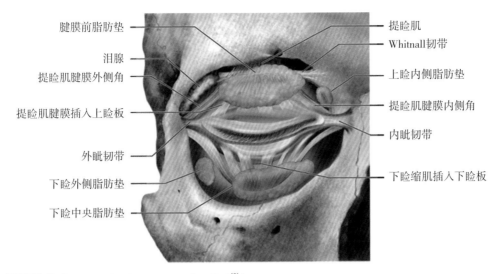

腱膜前脂肪垫

泪腺

提睑肌腱膜外侧角

提睑肌腱膜插入上睑板

外眦韧带

下睑外侧脂肪垫

下睑中央脂肪垫

提睑肌

Whitnall韧带

上睑内侧脂肪垫

提睑肌腱膜内侧角

内眦韧带

下睑缩肌插入下睑板

图4.4　后隔脂肪垫（Reprinted with permission from Ref.[3]）

参考文献

[1]　Codner MA, Kikkawa DO, Korn BS, Pacella SJ. Blepharoplasty and brow lift. *Plast Reconstr Surg* 2010;126:1e–17e.

[2]　Gray H. *Anatomy of the Human Body*. Philadelphia, PA: Lea & Febiger, 1918; New York, NY: Bartleby, 2000.

[3]　Brennan PA, Mahadevan V, Evans BT, eds. *Clinical Head and Neck Anatomy for Surgeons.* Boca Raton, FL: CRC Press, 2016.

[4]　Babakurban ST, Cakmak O, Kendir S, et al. Temporal branch of the facial nerve and its relationship to fascial layers. *Arch Facial Plast Surg* 2010;12(1):16–23.

[5]　Pitanguy I, Ramos AS. The frontal branch of the facial nerve: the importance of its variations in face lifting. *Plast Reconstr Surg* 1966;38:352–356.

[6]　Ridgway JM, Larrabee WF. Anatomy for blepharoplasty and brow-lift. *Facial Plast Surg* 2010;26:177–185.

[7]　Flowers RS, Flowers SS. Precision planning in blepharoplasty: the importance of preoperative mapping. *Clin Plast Surg* 1993;20:303–310.

5

上面部的容量注射

Deborshi Roy and Sachin M. Shridharani

简介

上面部的容量恢复是面部年轻化的一个重要组成部分，但往往被忽视，因为大多数临床医生在处理老化的面部时，往往把重点放在中面部和下面部。忽视上面部会导致上面部和下面部之间的不和谐，无法给求美者呈现出一个完美的整体效果。

上面部的老化是多因素导致的，涉及皮肤、软组织和骨骼。上面部的皱纹非常常见，其次是上睑皮肤松弛和眉毛下垂。上面部的年轻化通常是通过手术来处理的，最常见的是眼睑和（或）眉毛提升术（也称为额头提升术）。最常见的上面部非手术治疗是将肉毒毒素注射到产生动态皱纹的肌肉中，比如额头、眼尾、眉间。

导致上面部容量减少的最常见的原因是脂肪减少、肌肉萎缩和由于老化过程造成的骨吸收。一般来说，最常受影响的部位是太阳穴和眉毛上方。眉间容量减少较为少见。一部分HIV相关的脂肪萎缩求美者在上面部有明显的容量缺失，特别是在颞区[1]。下睑的容量缺失是非常常见的，这一部分内容将在有关中面部容量填充的章节中讨论。

上面部容量重塑的最重要的部分是正确的面部评估。在诊断出上面部的容量缺失后，临床医生必须教育求美者了解随着时间的推移上面部容量所发生的变化。大多数求美者可以很容易地自行体会到中面部和下面部的容量缺失，但往往没有注意到上面部的这些明显变化。在详细解说之后，求美者就会接受治疗了。

要了解颞部，临床医生必须熟悉解剖学机制，这在前一章有详细描述。以下是临床上最突出的要点：

在上内侧，颞部以颞线为边界，即颞肌走行至额骨的位置。向下，颞部止于颧弓。在这个区域内是颞肌肌肉、筋膜和脂肪；颞部的容量缺失将导致两个深达颞部筋膜的重要脂肪团的明显凹陷。增加这个区域的容量可以对上面部的外观产生巨大影响，使面部外观更年轻、更健康。

眉毛区域的容量缺失通常发生在侧面，是衰老过程的一个关键组成部分。正常眉毛解剖学标志是眶上缘、眉毛，以及中间的软组织。在衰老过程中，沿着眉毛侧面的软组织和骨质流失导致了肌肉张力的丧失，从而导致眉毛下垂。虽然大多数治疗方法试图扭转下垂，但增加这一区域的容量还可以帮助恢复青春态的过程。

眉间被定义为眉毛之间的区域，由皱眉肌和降眉间肌及其下的额骨组成。眉间区最常见的衰老迹象是由反复皱眉引起的动态皱纹。随着时间的推移，这些动态皱纹变成静态凹陷性皱纹，需要用填充剂和神经调节剂来治疗[2]。

颞部的治疗

几乎所有可用的皮肤填充剂都可用于颞部和外侧眉毛区域。术前以标准方式拍摄求美者照片（图5.1和图5.2）很重要。为了充分评估颞部和眉部区域，在Waters视图中的照片也很重要。拍完照片后，应以直立姿势给求美者做标记。需要治疗的区域及注射计划应通过标记明确界定（图5.3）。无论使用何种填充剂，通常的注射方式是先进行点状注射，然后进行按摩（图5.4）。注射的层次是治疗的关键。治疗时必须注意注射在骨膜上平面。注射后的按摩是为了使填充剂均匀地分布。注射过浅或者未充分按摩，注射填充剂容易显形。

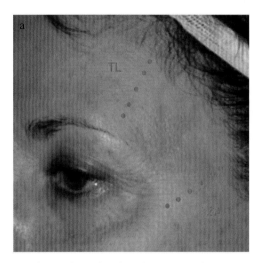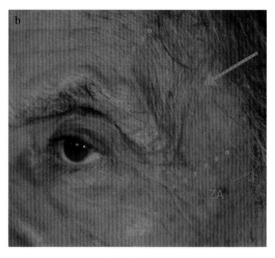

图5.1 **a.** 正常的颞部。请注意颞线（TL）和颧弓（ZA）的边界。**b.** 颞部区域有严重的容量缺失。注意在颞肌筋膜深处的2个关键脂肪袋中，由于容量缺失而造成的明显凹陷（箭头）

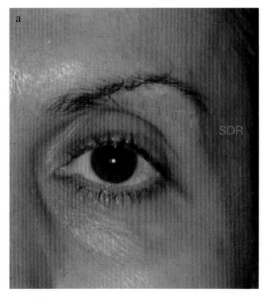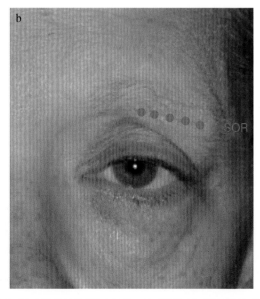

图5.2 **a.** 正常的眉毛区域。注意与眶上缘的关系。**b.** 容量缺失和下垂引起的眉区衰老。注意眉区与眶上缘关系的变化

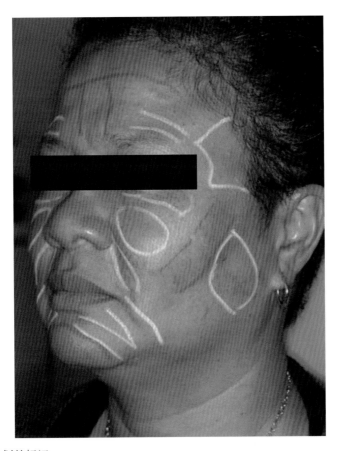

图5.3 治疗区域和注射计划的标记

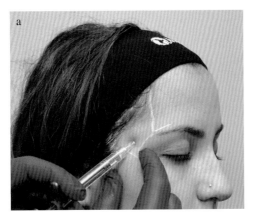 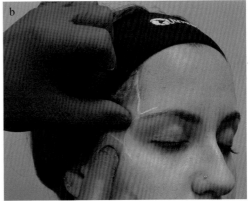

图5.4 **a.** 颞部注射技术的演示。注射到皮下平面。**b.** 注射后的按摩演示。稍用力打圈式的按摩使注射的填充剂分布均匀

　　注射后可能会出现淤青，但可以通过远离浅层静脉注射来尽量避免。避开血管丛也可以减少最令人担心的复杂并发症——失明的出现[3-6]。颞浅动脉和静脉与眼部的血管相通，因此把填充剂注射到不正确的层次时，罕见的失明病例也会发生。水肿是注射后比较常见的，可以通过冰敷来加快水肿消退。长时间的水肿很少发生，水肿通常与过量注射或使用的填充剂过量吸水有关。

　　在进行任何美容注射之前，求美者应避免使用血液抗凝剂、某些维生素、补品、草药和增加淤青风险的药物。如果求美者不能安全地避免这些，建议从治疗当天开始服用山金车颗粒，并持续至注射术后1周。据说，山金车颗粒有助于最大限度地减少淤青，也能缩短淤青的恢复时间。用酒精棉球对

皮肤进行擦拭消毒，然后做标记。

颞部注射通常是求美者斜躺在注射椅上进行。锐针注射与钝针注射经常存在争议，尽管这两种技术都是常规采用的，而且都有其优点和缺点。注射后的按摩和冰敷是很重要的，以确保最佳的外观轮廓并尽量减少肿胀。

自体脂肪移植技术已经得到了很好的阐述[7-8]。必须从腹部、臀部或大腿采集核心脂肪，进行预处理，然后将其注射到面部的理想位置。已经制造了专门的钝针用来收集和注射脂肪。用于治疗颞部的常规容量为0.5～3mL，取决于所需的容量再生量。这个区域的脂肪移植注射是深肌肉层的。

当在颞部使用基于透明质酸（HA）的产品时，必须在真皮深层进行注射。浅层注射可能会导致结节出现，或者在皮肤上看到丁达尔效应，一般求美者每侧使用0.8～1.6mL产品。

羟基磷灰石钙也可以用在颞部。使用该产品时，应在皮下层注射，一般求美者每侧使用0.5～0.8mL。团形注射后需要充分按摩，使产品的分布更加均匀、平整。

用聚左旋乳酸（PLLA）产品注射需多次治疗，才能产生足够的组织反应，得到想要的效果。对于颞部，一些注射医生使用制造商推荐的标准稀释产品，即4mL无菌水与2mL 1%利多卡因混合。有些医生喜欢使用更稀的溶液，将6mL无菌水与2mL 1%利多卡因混合。这种稀释液的结块较少，因此结节的发生率较低。用PLLA治疗颞部时，应在骨膜上进行注射。注射后用力按摩对于最终的效果是至关重要的。标准稀释液配制时，每侧需要1～2mL产品。使用更稀的溶液配制时，每侧需要2～4mL产品。

眉毛区域的治疗

眉外侧区域最常作为颞部治疗的衔接治疗区。颞部所有可选的治疗方案也可用于眉外侧部。我们更喜欢使用"捏"的技术（图5.5）。在对眉毛区域的皮肤进行标记和准备后，将眉毛侧面的组织捏住，并将其拉出眶缘。针头进入皮肤并深入眼轮匝肌。将产品注射到骨膜上平面，并通过按摩将其抚平。一般来说，医生倾向于使用用于治疗颞部一半的剂量。在眉外侧区域增加过多的容量，会使上睑松垂的情况越来越严重。

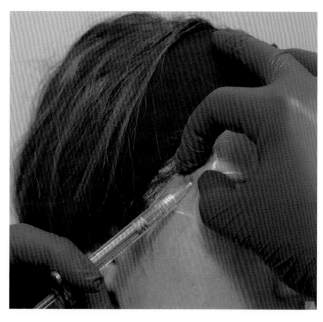

图5.5　眉毛侧面区域的注射技术演示。注意在注射前，皮肤和软组织是如何被捏住并拉出眶上缘的

眉间的治疗

由于眉间皮肤血供的性质，注射可能会堵塞血液供应，导致皮肤坏死。这是由于栓塞现象或局部压迫血管造成的[9]。在眉间区注射，最好保持深层注射或者使用低密度没有颗粒的填充剂，以减少这些严重并发症的发生率。

在眉间区使用最细的钝针可以非常顺利地进行自体脂肪深层（肌肉内和肌肉下）注射，这个区域注射剂量不多（0.5~0.8mL）。

透明质酸（HA）填充剂真皮深层的注射也可以用于眉间区的治疗。典型的注射剂量为0.3~0.8mL。正如之前提到的，眉间区的治疗要想取得更好的治疗效果，需与改善动态皱纹的肉毒毒素注射进行联合应用（图5.6）。

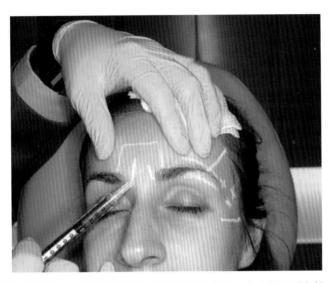

图5.6　眉间真皮深层的注射技术演示。为了补充深凹的皱纹丢失的容量，在沟纹正下方的区域进行注射

结论

单独的上面部年轻化治疗是很少见的，除非我们看到那些已经进行过中下部面部年轻化治疗的求美者。通常情况下，上面部容量填充是整个面部年轻化的一个方面，应被视为全面部治疗的一个组成部分。实际上，大多数上面部的容量治疗是辅助性的，通常是对上面部其他治疗的补充，如上睑成形术、眉毛提升术或肉毒毒素疗法。微量的容量增加可以呈现出更年轻、健康的外观。熟练的技术加上合适的求美者和产品将产生令人非常满意的美学效果。面部年轻化的目标是恢复衰老过程中失去的容量，并创造一个整体和谐、自然的面部外观。

参考文献

[1] Yang Y, Sitoh YY, Oo Tha N, Paton NI. Facial fat volume in HIV-infected patients with lipoatrophy. *Antivir Ther* 2005;10(4):575–581.

[2] Carruthers J, Carruthers A. A prospective, randomized, parallel group study analyzing the effect of BTX-A (Botox) and nonanimal sourced hyaluronic acid (NASHA, Restylane) in combination compared with NASHA (Restylane) alone in

severe glabellar rhytides in adult female subjects: treatment of severe glabellar rhytides with a hyaluronic acid derivative compared with the derivative and BTX-A. *Dermatol Surg* 2003;29(8):802–809.

[3] Lazzeri D, Agostini T, Figus M, Nardi M, Pantaloni M, Lazzeri S. Blindness following cosmetic injections of the face. *Plast Reconstr Surg* 2012;129:995–1012.

[4] Glaich AS, Cohen JL, Goldberg LH. Injection necrosis of the glabella: protocol for prevention and treatment after use of dermal fillers. *Dermatol Surg* 2006;32:276–281.

[5] Bailey SH, Cohen JL, Kenkel JM. Etiology, prevention, and treatment of dermal filler complications. *Aesthet Surg J* 2011;31:110–121.

[6] Sclafani AP, Fagien S. Treatment of injectable soft tissue filler complications. *Dermatol Surg* 2009;35(Suppl 2):1672–1680.

[7] Coleman SR. Facial contouring with lipostructure. *Clin Plast Surg* 1997;24(2):347–367.

[8] Shiffman MA, Kaminski MV. Fat transfer to the face: technique and new concepts. *Facial Plast Surg Clin North Am* 2001;9(2):229–237.

[9] Glaich AS, Cohen JL, Goldberg LH. Injection necrosis of the glabella: protocol for prevention and treatment after use of dermal fillers. *Dermatol Surg* 2006;32(2):276–281.

6

中面部解剖学机制1

Stephen A. Goldstein and Evan Ransom

简介

在规划美学容量修复过程中，了解中面部的基本结构和相关解剖学机制非常重要。中面部被定义为前体表投影的面部中央1/3的部位。它的上边界是一条水平线，是从眶下缘到耳郭耳轮脚的连线。下边界更加倾斜，为口角到耳垂连线。在侧面，中面部的前后部分界是咬肌前缘。在内侧，鼻唇沟（NLF）将中面部分为鼻部和口周亚单位，该区域体现了中面部不同层次的衰减和融合。大多数中面部美学单元的丰满度或体积由颧脂肪垫提供[1]。

中面部的老化是整个老化过程中最明显的指标之一，其遵循一个可预测的过程，随着颧脂肪垫的下垂，眶下缘逐渐暴露，鼻唇沟（NLF）加深。此外，在典型的位置形成皱纹，如在眼眶外侧缘的"鱼尾纹"或"笑纹"，如前一章所述，脸颊区域也出现明显的扁平化，这导致在一个更年轻的脸上看到光反射的丢失。了解这些不同的解剖学结构是复杂的，但对面部年轻化治疗是不可或缺的。

对皮肤下的肌肉、骨骼和神经血管的了解，将有助于减少与该区域增加容量相关的并发症的风险，中面部解剖学机制将被分层描述，从骨骼结构开始，由深入浅，包括相关的皮肤特征。

中面部骨骼

中面部衰老主要体现在上覆软组织和下层骨骼解剖学结构变化的关系。中面部的骨骼基础由3块骨头组成：颞骨的颧弓、颧骨和上颌骨。在正面视图中只能看到颧骨和上颌骨，而颧弓在斜面和侧面视图中变得很重要。颧骨的外侧凸起应该是脸颊突出的最高点和最凸显点。饱满的颧骨与美感是相关联的，因此这个区域经常用化妆来强化。

在年轻时，从眼睑到脸颊是平滑过渡（单凸）的。随着年龄的增长，脂肪组织位置的变化和容量的减少都会导致暴露眶下缘。在年轻时眶下缘通常被颧脂肪垫覆盖，但随着时间的推移，眶下缘会暴露出来。这个骨边缘外侧由颧骨，内侧由上颌骨上升突组成。事实上，中面部年轻化手术的一个重要目标是通过提升颧脂肪垫，或者通过复位下睑或眶隔下脂肪重新复位眶下缘的脂肪组织[2]。在衰老的早期阶段，注射填充剂等创伤性较小的治疗方法也是一种选择，用于遮盖暴露的眶下缘并恢复该区域的容量缺失。在这些情况下，应小心避免意外伤害眼外肌或眼球。这将在单独的章节中进行讨论。

中面部骨骼的中部和下部由上颌骨构成。与眶缘一样，软组织的老化和下垂会导致上颌骨上内侧范围的暴露。这导致了鼻颌褶皱的明显加深（泪槽畸形），造成眼周区的老化，并可能在严重的情况下改变鼻锥体的感知轮廓。最近有多种方法被建议用于这一区域的年轻化治疗，包括脂肪重新复位、填充剂和游离脂肪移植[3-5]，永久性移植也已经被描述过[6]。

　　上颌骨构成了上牙槽骨，并界定了中面部下部。这块骨头支撑上牙齿的牙根，为上唇的软组织提供了一个平台。随着时间的推移，这些区域可能会出现缓慢的渐进式容量流失，通常表现为上唇变平。这在部分或完全无牙齿的求美者中最为明显。由此导致的凸度丧失对修复工作有影响，尤其是恢复口周年轻化。与年龄相关的容量缺失在唇部软组织中非常明显，并且通常是美国食品和药品监督管理局"超适应证"填充剂注射的目标位置。

中面部的肌肉组织和面部神经

　　由于中面部肌肉具有表情功能，因此对社会交往至关重要。这些肌肉还参与保护眼睛，并有助于提高口语能力。然而，多年的重复收缩可能导致明显的外侧眼轮匝肌和面部皱纹。中面部肌肉包括眼轮匝肌、颧大肌和颧小肌、提上唇鼻翼肌（上唇提肌和鼻翼提肌）、提口角肌、笑肌、颊肌（图6.1和图6.2）。一些肌肉解剖学变异是正常的，甚至面部肌肉的互补性也会在不同求美者中有所不同[7]。了解它们在面部的位置和潜在的作用对于使用肉毒毒素等神经调节剂至关重要。随着时间的推移，肌肉与其上覆盖的皮肤间的联系可能会减弱，尽管没有发现与年龄相关的肌肉位置或长度的变化[8]。自体脂肪移植技术利用了这一事实根据，将游离脂肪移植到表情肌中[9]。

　　眼轮匝肌在功能上分为睑板、眶隔和眶部。前两种功能允许在眨眼或睡眠时轻轻地闭上眼睛。其余的眼眶部位包围着上下睑，其起源于内眦肌腱和泪骨，并走行至位于眶缘眼周皮肤下方的真皮层。眼轮匝肌眶部的收缩会导致眼睛紧闭，如保护性动作（用力眨眼），或表达疼痛和痛苦。神经调节剂被注射在这个位置以消除外眦处皱纹并提拉外侧眉。消除该区域的深层皱纹通常是注射填充剂的目标。

　　颧大肌收缩是促成微笑的最主要原因。颧大肌的起点在颧弓的下外侧部，当肌肉走行至口角时，颧大肌分裂，走行到与口角相接的口轮匝肌上下。收缩时会导致口角向上外侧偏移，并且表达与幸

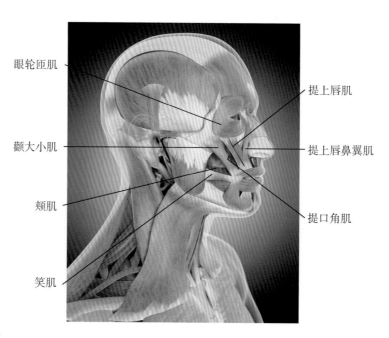

图6.1　中面部表情肌

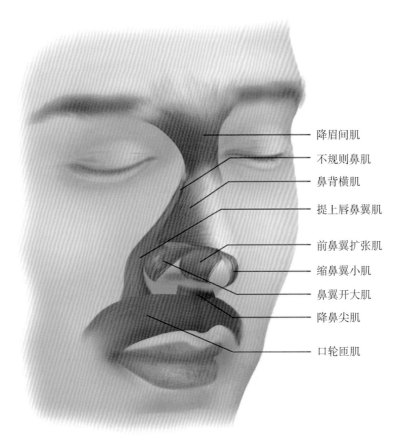

降眉间肌

不规则鼻肌

鼻背横肌

提上唇鼻翼肌

前鼻翼扩张肌

缩鼻翼小肌

鼻翼开大肌

降鼻尖肌

口轮匝肌

图6.2　鼻肌肉组织（Reprinted with permission from Ref.[10]）

福相关的感情。在颧大肌的远端存在一些解剖学变异，显微解剖学结构显示出不同的走行模式[11-12]。Pessa等在34%的标本中发现了双裂的颧大肌，上、下肌束分别附着在口角上方和下方的口轴[11]。作者认为，这种肌肉解剖学的变化可以解释脸颊"酒窝"的存在和深度的差异，这对面部年轻化有影响。在一项类似的研究中，Shim等在60%的标本中描述了颧大肌束的浅层和深层[12]。浅层肌束与提口角肌交叉，而深层肌束与颊肌纤维混合。这种高度多样化的解剖学结构证明了用注射填充剂矫正酒窝具有挑战性。

颧小肌可起到补充颧大肌和提上唇肌的作用。有趣的是，这块肌肉经常缺失[13]。在一项解剖学研究中，Pessa等描述了7种中面部肌肉组织模式，其中最常见的模式是单一的颧大肌与成对的提上唇肌（提上唇肌和提上唇鼻翼肌）[11]。当存在时，颧小肌起源于颧骨下内侧的颧大肌内侧，并走行到最外侧的上唇。这块肌肉收缩提升上唇，例如在表达咆哮或蔑视时。笑肌起源于颈阔肌和咬肌筋膜，并附着在口角的复合肌肉上。和颧小肌一样，这块肌肉经常缺失[7]。笑肌的收缩导致口角轴横向移位，产生咧嘴笑或不露齿微笑的表情。

提上唇鼻翼肌起源于上颌骨的额突。一些文献认为这些部分是两块独立的肌肉（提上唇肌和提上唇鼻翼肌）。肌纤维朝垂直轴略微倾斜，并在远端分成两条，插入鼻翼边缘和上唇的真皮层中。这些分支远端的收缩分别导致鼻孔扩张和侧上唇抬高。解剖学研究表明，这种肌肉复合体100%存在于标本中，突出了其在表情功能中的重要性[7]。在这个区域强烈要求谨慎使用肉毒毒素，因为过度注射会导致鼻阀塌陷。

中面部肌肉的运动支配来自面神经的颧支和颊支。面神经从颅底的茎乳孔露出，然后向前穿过腮腺。约87%的病例[14]表现为面神经在此处分为两条主干。最常见的情况是，上部分支包含额颞和颧骨分支，下部分支包含颊支、下颌边缘和颈分支。颊支形成了最复杂和可变的通道，70%的病例标本与颧支有广泛的联系[14]。

面神经在大部分的路径中位于浅表肌肉神经系统（SMAS）的深层，并从其表面下方支配大多数面部表情肌肉。这为开放性入路创造了两个安全的解剖平面：紧贴SMAS的表层（从耳屏前皱褶2~3cm处开始）和骨膜下层。解剖到SMAS深层也是可能的，但也会导致面神经损伤的风险很高。面部神经分支在接近鼻锥体和口轴时分布路径更浅表。大约在以外眦角开始的一条垂线上，运动支配开始变得不可预测和冗余，损伤这些末梢分支通常不需要进行修复。

脂肪组织、脂肪垫和SMAS

也许中面部年轻化治疗最主要考虑的是颧脂肪垫。颧脂肪垫位于SMAS的表面，紧靠眶下边缘的外侧部，是呈现中面部年轻化的原因。颧脂肪垫是上颌骨脸颊区域厚实的皮下脂肪（约6mm）。一些作者试图对这种脂肪组织进行细分，但这项工作的临床意义是十分有限的，并且超出了本章综述的范围[15]。由于颧脂肪垫沿着深内侧脂肪室（LOT）和眼轮匝肌支持韧带（ORL）增厚（在"韧带和皮肤解剖学" 这一节讨论）与浅层真皮有广泛的纤维连接，使得颧脂肪垫能够维持相对靠上外侧的位置。而这些纤维组织与深层的SMAS没有确切关联。因此，重力和与年龄相关的真皮和韧带松弛对其位置有深远的影响。

随着年龄的增长，颧脂肪垫的真皮附着物松弛，导致逐渐向下和内侧移位。这种影响是明显的，同时导致眶下缘暴露、眼睛凹陷的外观，以及鼻唇沟的显著加深[16]。在某些情况下，下睑伴随眼眶脂肪突出，这造成了中面部的双凸面轮廓。在下部，颧脂肪垫的重量固定唇颊交界区，在那里，SMAS与上唇和下唇的真皮层密切相连，结果是鼻唇沟明显增强。颧脂肪垫下垂是衰老过程中中面部轮廓变化的主要机制。一项研究表明在老年受试者中，在脸颊的内侧和外侧部分增加脂肪组织容量，脸颊上1/3和中1/3部位之间的脂肪分布更均匀，也可解释为随着年龄增长而出现的变化[8]。

在眶下边缘的外侧，位于眼轮匝肌的深层，但在骨膜前脂肪的浅层，还有第二个重要的脂肪室——眼轮匝肌下脂肪垫（SOOF）。该脂肪组织容量比颧脂肪垫要小得多，但提升或增加其容量可以显著改善中面部年轻化的效果。随着时间的推移，理想的年轻的单凸变为双凸，这种双凸呈现出衰老外观，并伴随着下睑的延长[2,17]。通过重新复位颧脂肪垫、SOOF和可能的下睑脂肪袋，可以实现单凸而眼睑短的效果。此外，通过将眼睑内侧脂肪垫重新复位，在眶下缘注射填充剂或植入物来矫正法令纹也可以产生明显的效果[6]。

SMAS位于表情肌表面和脂肪垫深层。SMAS在面部美容手术中是一个复杂且关键的概念，随着时间的推移，不同的描述导致出现了一些混淆。SMAS最直接的定义是一种从耳屏延伸到鼻唇沟的纤维结缔组织层。它与外侧的腮腺咬肌筋膜相邻，在颧弓上方与颞顶筋膜融合，并参与颈阔肌下极运动。这一层的浅层是"传统的"面部拉皮整形手术剥离的起点。解剖到SMAS深层，随后和这一层次的复制或整合，是现代"深层"拉皮整形手术的标志。这种方法可以获得更大程度的面部提升、更持久的效果，以及较少"操作"的外观。在最近的一项5年随访求美者调查和比较照片的报道中，Strahan[18]发现接受SMAS提升手术的求美者对他们5年后的手术结果更满意。无论选择何种类型的提升，面部整形外科医生越来越意识到同时需要进行容量重塑，这可以通过注射填充剂或自体脂肪移植来实现。

韧带和皮肤解剖学机制

与身体的其他部位不同，面部骨骼和上覆皮肤之间的韧带连接是结构支持和功能的重要来源。如果没有对韧带连接进行详细描述，任何关于面部解剖学机制的讨论都是不完整的。此外，改变面部和颈部的骨质、软骨或肌肉组织可以产生显著的效果，但如果不能解决皮肤表面不规则或色素异常的问题，治疗后可能会导致效果不佳和求美者满意度不高。

McGregor首先描述了面部的支持韧带。其位于腮腺前方，并与上面的皮肤相连的"纤维附着块"是用他的名字命名的区域。Furnas进一步描述了支撑中面部的韧带[19]，有两种类型的固定韧带：一种是将覆盖的皮肤固定在骨基上，来自颧骨和下颌骨的真性骨皮韧带走行至真皮层；另一种是在咬肌深浅筋膜之间形成结合[19-20]。这些韧带的松解可以使中面部得以重新定位。

在尸体解剖中描述了对眶周固定韧带的进一步解剖学细化定义，包括外侧ORL和LOT[21-24]。松解眼轮匝肌支持韧带到它与外侧眶膜增厚区的连接处，对颧骨脂肪垫在垂直方向上的运动至关重要。正如Mendelson等所描述的，颧前间隙和周围韧带表明了该区域与年龄相关的特征性变化，并解释了关于眶下轮廓和颧骨轮廓的变化。

Muzaffar等已经证明了眶韧带是界定睑颊沟的解剖学结构（即下睑隔膜前部分与脸颊之间的可见连接）。眼睑–脸颊交界处的向下移位与睑前沟的延长和下垂有关。因为它延伸到原先被上脸颊占据的区域。为了使臃肿的下睑脂肪超出眶缘，限制韧带也必须与眼睑的隔膜前段一起扩张[23]。在衰老过程的早期，通过各种注射填充剂来支撑这些结构，可以掩盖眶缘和突出的脂肪，重现年轻的外观。然而，一旦眼袋下垂明显，手术干预仍然是金标准。

最后，在考虑年轻化手术时，了解与年龄相关的变化和皮肤类型的差异是非常重要的。众所周知，真皮层随着年龄的增长而变薄，并且整个皮肤的相对弹性会减弱。恢复更厚、更健康的青少年时期的真皮层是皮肤年轻化的重要标志。此外，无论年龄如何，不同求美者的皮肤厚度和色素也有所不同。这可能会对注射填充剂的效果产生深远的影响。真皮层特别薄的某些区域（如下睑或干燥唇缘），在计划注射治疗时应特别考虑，以避免可触及的隆起、炎症、皮肤变色，甚至溃疡。本主题将在后面的章节中进行深入的探讨。

表皮是一种不断更新的角化鳞状上皮，由4层组成。最深的一层在真皮–表皮交界处的上方，是生殖层。基底层由柱状角质形成细胞组成，它们附着在基底膜上，分裂并形成更浅的表层，在这个层次上散布着黑色素细胞，它们负责生产黑色素。紧靠上面的是棘层，棘层有几个细胞层的厚度，包含从基底层分离的角质细胞。其次是较薄的颗粒层，通常有1~4个细胞厚，外观颜色较深。最浅的是角质层，它由角质形成细胞组成，角质形成细胞核脱落并扁平形成角蛋白板。当这些细胞脱落时，它们就会被取代。

真皮位于表皮和皮下脂肪之间，年轻时它是皮肤的主要组成部分，随着年龄的增长而逐渐变薄。真皮乳头层最为表浅，与起伏的表皮层交错。下面是较厚的真皮网状层，大部分皮脂腺和大汗腺分布在这里。毛囊位于真皮层的深层边缘，与皮下脂肪相接，并穿过真皮层和表皮层到达皮肤表面。在此过程中，大汗腺和竖毛肌附着在毛囊上。小汗腺也位于真皮网状层的深层边缘。真皮层提供了皮肤的强度和张力，由胶原蛋白、弹性蛋白和基质组成细胞外基质。该层的细胞成分主要是成纤维细胞，这在真皮乳头层中更为普遍。这些细胞合成细胞外结缔组织基质，并在伤口愈合和瘢痕形成中发挥重要作用。在真皮层和皮下层注射填充剂可以增加容量，并可能促进胶原蛋白在该层内的沉积。这些作用在一起有助于呈现年轻的外观。

参考文献

[1] Goldstein SA, Goldstein SM. Anatomic and aesthetic considerations in midface rejuvenation. *Facial Plast Surg* 2006;22(2):105–111.

[2] Hamra ST. Arcus marginalis release and orbital fat preservation in midface rejuvenation. *Plast Reconstr Surg* 1995;96(2):354–362.

[3] Turk JB, Goldman A. SOOF lift and lateral retinacular canthoplasty. *Facial Plast Surg* 2001;17(1):37–48.

[4] Kane MA. Treatment of tear trough deformity and lower lid bowing with injectable hyaluronic acid. *Aesthetic Plast Surg* 2005;29(5):363–367.

[5] de la Cruz L, Berenguer B, Garcia T. Correction of nasojugal groove with tunneled fat graft. *Aesthet Surg J* 2009;29(3):194–198.

[6] Flowers RS. Tear trough implants for correction of tear trough deformity. *Clin Plast Surg* 1993;20(2):403–415.

[7] Pessa JE, Zadoo VP, Adrian EK Jr, et al. Variability of the midfacial muscles: analysis of 50 hemifacial cadaver specimens. *Plast Reconstr Surg* 1998;102(6):1888–1893.

[8] Gosain AK, Klein MH, Sudhakar PV, Prost RW. A volumetric analysis of soft-tissue changes in the aging midface using high-resolution MRI: implications for facial rejuvenation. *Plast Reconstr Surg* 2005;115:1143–1152.

[9] Butterwick KJ. Fat autograft muscle injection (FAMI): new technique for facial volume restoration. *Dermatol Surg* 2005;31(11):1487–1495.

[10] Brennan PA, Mahadevan V, Evans BT, eds. *Clinical Head and Neck Anatomy for Surgeons.* Boca Raton, FL: CRC Press; 2016.

[11] Pessa JE, Zadoo VP, Garza PA, et al. Double or bifid zygomaticus major muscle: anatomy, incidence, and clinical correlation. *Clin Anat* 1998;11(5):310–313.

[12] Shim KS, Hu KS, Kwak HH, et al. An anatomical study of the insertion of the zygomaticus major muscle in humans focused on the muscle arrangement at the corner of the mouth. *Plast Reconstr Surg* 2008;121(2):466–473.

[13] 13. Greyling LM, Meiring JH. Morphological study on the convergence of the facial muscles at the angle of the mouth. *Acta Anat* 1992;143:127.

[14] Kwak HH, Park HD, Youn KH, et al. Branching patterns of the facial nerve and its communication with the auriculotemporal nerve. *Surg Radiol Anat* 2004;26:494–500.

[15] Rohrich RJ, Pessa JE, Ristow B. The youthful cheek and the deep medial fat compartment. *Plast Reconstr Surg* 2008;121(6):2107–2112.

[16] Gonzalez-Ulloa M. The aging face: elimination of wrinkles and other problems. In: Gonzalez-Ulloa, ed. *Aesthetic Plastic Surgery*, Vol. 1. St. Louis, MO: Mosby, 1988:13–30.

[17] Shorr N, Fallor MK. Madame Butterfly" procedure: combined cheek and lateral canthal tendon procedure for post blepharoplasty "round eye" and lower eyelid retraction. *Ophthal Plast Reconstr Surg* 1985;1:229–235.

[18] Strahan R. Comparison of the five year results of deep plane and SMAS facelifts. Presentation, American Academy of Cosmetic Surgery, Annual Meeting. Scottsdale, Arizona, 2009.

[19] Furnas DW. The retaining ligaments of the cheek. *Plast Reconstr Surg* 1989;83:11–16.

[20] Stuzin JM, Baker TJ, Gordon HL. The relationship of the superficial and deep facial fascias: relevance to rhytidectomy and aging. *Plast Reconstr Surg* 1992;89:441–449.

[21] Lucarelli MJ, Khwarg SI, Lemke BN, et al. The anatomy of midfacial ptosis. *Ophthalmic Plast Reconstr Surg* 2000;16:7–22.

[22] Mendelson CB, Muzaffar AR, Adams WP. Surgical anatomy of the mid cheek and malar mounds. *Plast Reconstr Surg* 2002;110:885–896.

[23] Muzaffar AR, Mendelson CB, Adams WP. Surgical anatomy of the ligamentous attachments of the lower lid and lateral canthus. *Plast Reconstr Surg* 2002;110:873–884.

[24] Gamboa GM, de la Torre JI, Vasconez LO. Surgical anatomy of the midface as applied to facial rejuvenation. *Ann Plast Surg* 2004;52(3):240–245.

7

中面部解剖学机制2

Robert A. Glasgold, Justin C. Cohen, Mark J. Glasgold, Sachin M. Shridharani, and Jason D. Meier

简介

在本章中，中面部的定义是从下睑（最上端）延伸到口角（最下端）的范围。中面部的老化主要是由于容量缺失造成的。年轻的中面部，从下睑到鼻唇沟是单一的凸起（NLF），没有分界线。随着年龄的增长，中面部出现了萎缩和下垂，沿着下睑眶缘和前颊（图7.1）出现了更多的局域性容量缺失。这些变化将中面部年轻时的高光点变成了充满阴影的双重凹陷。中面部的年轻化需要恢复容量，以便消除或尽量减少阴影带来的衰老感，恢复年轻时充满活力的高光点（图7.2）[1]。注射填充剂的发展大大增加了中面部容量填充的潜在选择。

传统的中面部容量再生术依赖于预制的异体移植物。异体移植物的好处是可预测长期的容量变化。然而，移植物的位置受面部解剖学特征的限制，特别是眶下神经决定了移植位置的上限。脸颊移植物可以增加面颊体积，但由于下睑和面颊之间阴影分界的原因，填充不能解决，甚至可能会凸显眶下缘的容量缺失。异体移植物在改变轮廓精细之处的能力也很有限。骨膜下放置使支持韧带和表面形

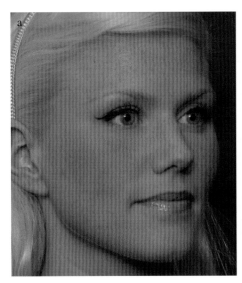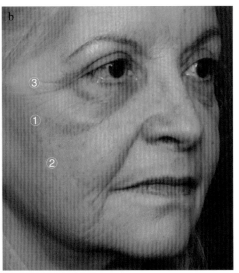

图7.1 **a.** 这位20多岁的女性显示出年轻的中面部特征。没有阴影，面部区域之间的过渡平滑。**b.** 中面部老化的特点是眶下缘、前颊、侧颊容量损失，这些都造成了明显的阴影，消除了从下睑到脸颊的无缝过渡。就像这位求美者一样，眼轮匝肌支持韧带（①和③）和颧皮韧带（②）之间的颧丘，可能会随着年龄增长而出现明显的容量损失（Adapted from Ref.[1]）

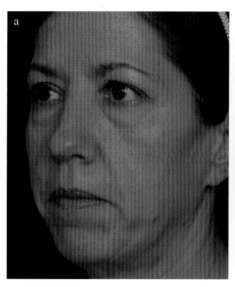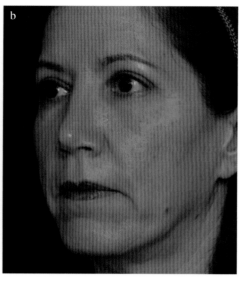

图7.2 a、b. 通过增加容量以恢复单一的凸面，将下睑和面颊的子单元结合起来，实现中面部年轻化。除了自体脂肪移植到眶下缘和脸颊外，还进行了下睑经结膜眼睑整形术（From Carniol PJ, Sadick NS. *Clinical Procedures in Laser Skin Rejuvenation.* London: Informa Healthcare; 2007.）

态不受影响。自体脂肪移植（AFT）作为中面部容量修复的一种替代方法，受到求美者的持续青睐。因脂肪可以被分散注射，而且不受底层解剖结构所限，自体脂肪移植的优点是可塑性更强、增容自然。尽管有这些优势，但自体脂肪移植是外科手术，需要更长的停工期，而且由于吸收情况不同（平均成活率为30%），可能需要多次治疗才能达到最终效果[2]。越来越多的可注射填充剂的出现，为中面部容量的恢复提供了不同方案，同时减少了停工期，并可在诊室进行治疗。目前有几种可注射的填充剂被美国食品和药品监督管理局批准用于中面部增容。一般来说，这些填充剂为较大颗粒且具有较强的提升能力。注射填充剂提供了一个有吸引力的、侵入性小的手术替代疗法，持久性相对可预测。若是注射透明质酸（HA）操作有误或无效，可以通过简单地注射透明质酸酶来逆转。

对于任何将接受注射填充剂进行中面部增容的求美者，应获得知情同意书。治疗前的照片对于比较治疗后的效果尤为重要，求美者往往会忘记他们注射前的样子，包括他们的基线容量损失和皮肤色素沉着。三维摄影越来越普遍，是一个重要工具，可以比较出标准照片中无法清楚看到的容量变化。无论采用何种技术，这些照片都是医疗记录的一个重要组成部分。

在本章中，作者概述了使用可注射填充剂进行中面部增容的方法，介绍了最为成功的技术和填充剂。

区域1：眶下缘

寻求下睑年轻化的求美者通常关注的是下睑的"眼袋""黑眼圈""凹陷"，或下睑皮肤质地（如细纹）。下睑衰老的最早期迹象主要与容量缺失和眼下阴影的发展有关。通常首先出现的是泪沟，即内侧眶缘，然后发展到整个眶下缘。填补眶下缘的凹陷将消除阴影，重建睑颊交界的平滑曲线（图7.3）。然而，恢复容量并不能改善皮肤色素沉着或质地。求美者必须了解哪些是可以解决的，哪些是不能解决的，以达到求美者的最佳满意度。在治疗前的咨询中，要评估求美者下睑的脂肪假性膨出、眶缘的容量缺失、皮肤色素沉着，以及是否存在多余的下睑皮肤/皱纹。

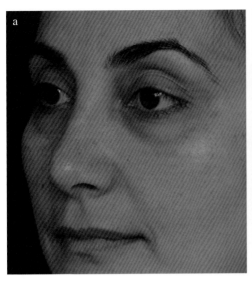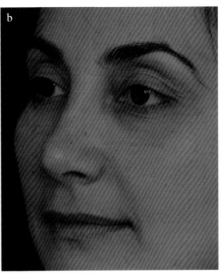

图7.3 **a.** 该求美者显示出早期中面部老化，容量减少，眶下缘出现阴影。**b.** 注射透明质酸（HA）治疗后1个月。注射整个泪沟，塑造一个更好的轮廓（Photo courtesy of Glasgold Group Plastic Surgery.）

求美者通常在下睑内侧皮肤上表现出较深的色素沉着。泪沟填充可以消除因阴影而出现的黑眼圈。但是，它不会改善皮肤的色素沉着。求美者有时并不注意这个位置的色素沉着程度，因为它通常是在凹陷处，并被阴影所掩盖。一旦阴影被消除，他们可能会更清楚地意识到其潜在的色素沉着。这一点应在治疗前与求美者讨论填充泪沟时一并讨论（图7.4）。

眶下缘增容可撑开下睑和脸颊之间凹陷的皮肤。这能改善轻微的皮肤冗余，但如果存在更严重的皮肤松弛，多余的皮肤和（或）颧部皱纹则得不到很好的改善（图7.5）。在这种情况下，需要通过手术干预来解决多余的皮肤，以获得最佳效果。

评估下睑脂肪的假性膨出程度对于填充的适应证选择是很必要的。如果存在明显的下睑脂肪假性膨出，在眶缘凹陷处进行填充会减少阴影，但不能塑造出从眼睑到脸颊理想的平滑轮廓。在这些选定的求美者中，最佳效果可能需要进行眶下缘增容和下睑整形术联合治疗，以减少因脂肪假性堆积而产生的凸起。如果这些求美者只想进行容量填充，就需要与他们沟通，使其了解可能出现的不完美效果。

中面部年轻化的一个主要目标是重建下睑和面颊的连续性，这就决定了对下睑的评估包括对颊部容量缺失的评估。任何眶下缘填充术的求美者都应进行评估，以确定是否需要增加颊部容量。对于中面部容量不足的求美者，仅填充眶下缘虽然可能会消除原来的凸起，但会凸显前颊容量缺失（图7.6）。如果在最初的治疗中不加以解决，这些求美者可能会感到眶下缘填充过度。在这种情况下，重点应增加颊部容量，以恢复中面部的平衡。

眶周区（超适应证）的首选注射填充剂是基于HA的凝胶填充剂。与其他填充剂相比，HA产品的黏性较低，可以通过较小的注射器进行注射，将求美者的不适感降到最低。此外，透明质酸酶注射使HA产品具有可逆性，为医生和求美者提供了很大程度的保证。较软的HA填充剂通常适用于精细、活动度大的眶周区。

根据作者迄今为止的经验，使用Vollure的效果不错。我们强烈建议不要在眶周区使用这几种HA填充剂，如Juvederm Ultra和Restylane Refyne/Defyne（图7.7）。相反，疏水性很强的材料，如Belotero效果持续时间更短，在皮肤薄的求美者中出现表面不平整的概率更大，因为缺乏适度吸水而带来的缓

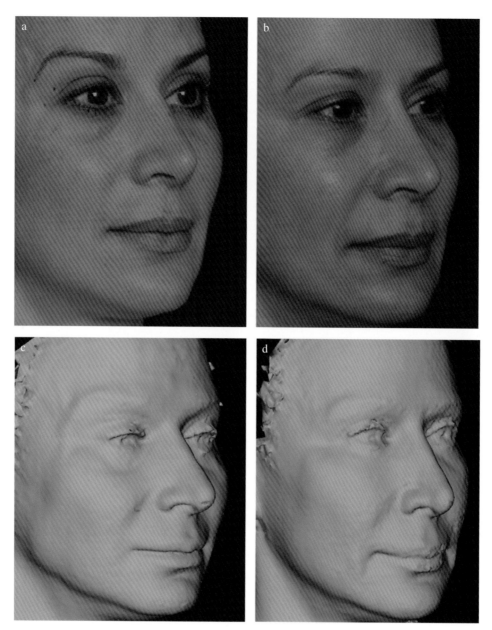

图7.4 在存在明显的色素沉着的情况下，纠正容量缺失会改善眼下的阴影，但不会改善色素沉着。求美者甚至可能会更加注意到色素沉着，因为已经提升了褶皱的深度，并且消除了阴影。该求美者注射前（**a**）和注射后（**b**）的照片由于色素沉着的程度，"黑眼圈"的外观没有任何明显改善。同一求美者的Vectra 3D轮廓线（Canfield Scientific, Fairfield, NJ）注射前（**c**）和注射后（**d**）的照片显示其轮廓有明显改善，从下睑到脸颊平滑过渡（Photo courtesy of Glasgold Group Plastic Surgery.）

冲作用引起。在注射几年后出现眶周水肿的求美者并不少见。我们相信，随着时间的推移，产品的降解会导致吸水量的增加，因此，提前对求美者充分告知非常重要，这样他们就知道一旦出现这种情况是可以治疗的。

在注射之前，标出计划的填充区域。我们对所有的眶周注射都使用钝针（通常为27G），以减少淤青/肿胀，尽量减少并发症发生率。通常在钝针开口部位局部注射麻醉剂即可。一般情况下，在进行眶周注射前，嘱求美者在7天内不要使用含有阿司匹林的产品，在2天内不要使用非甾体类抗炎药物。钝针注射技术的矢量图见图7.8。

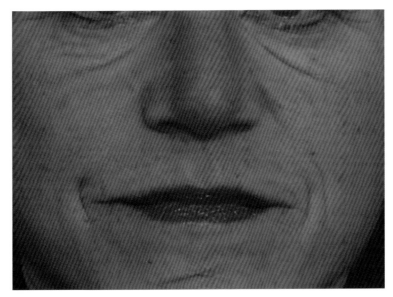

图7.5 在存在大量皮肤冗余的情况下，皮肤褶皱横跨泪沟，仅仅增加容量不足以获得最佳效果。该求美者的情况是，睑颊交界处的分界主要是由皮肤褶皱造成的，而不是容量缺失（Photo courtesy of Glasgold Group Plastic Surgery.）

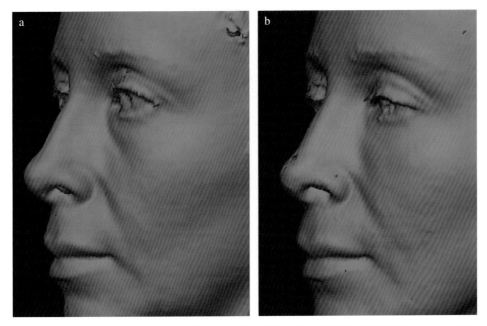

图7.6 **a.** 治疗前的Vectra三维轮廓图显示泪沟的阴影。该求美者随后接受了泪沟的透明质酸（HA）注射，但未对面颊进行填充。**b.** 治疗后1个月，原来的泪沟消除了，但之前来自前颊凹陷形成的轻微阴影扩大了。这就造成了泪沟被过度填充的假象，而实际情况是需要恢复前颊容量，以重建从下睑到鼻唇沟的理想凸度（Photo courtesy of Glasgold Group Plastic Surgery.）

　　沿着眶下缘和泪沟，在眼轮匝肌的深层注射填充剂。虽然所有层次都可以注射填充剂，但层次更深会减少出现表面不规则的概率。在泪沟和外侧眶下缘，肌肉和骨头之间有一个薄的平面，可以将钝针推进，直到感觉到骨质的眼眶边缘，然后在骨膜浅层进行注射。必要时进行浅层注射，以解决表面不平整的问题。

　　一般来说，注射填充剂直到获得完全矫正或轻微的矫正不足。经验不足的注射医生应该偏向于矫

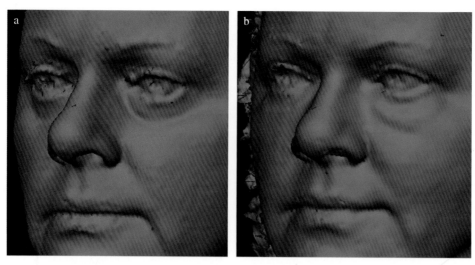

图7.7　**a.** 要求治疗眼下阴影的求美者，治疗前Vectra三维轮廓图。**b.** 该求美者沿眶下缘注射亲水性透明质酸（HA）治疗后2个月的图像，该图像显示持续水肿。这些求美者更常见的是在该区域出现雾状水肿，泪沟颜色发蓝的发生率更高（Photo courtesy of Glasgold Group Plastic Surgery. ）

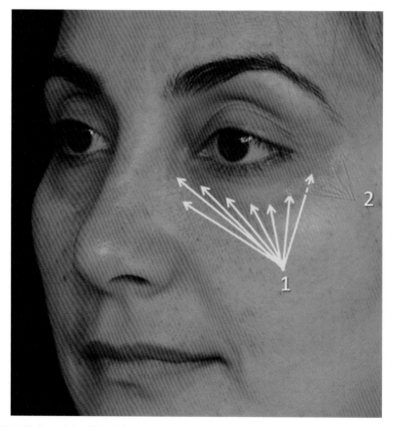

图7.8　眶下缘钝针注射技术。我们建议首先通过脸颊中部的一个入口点填充泪沟。在脸颊中部进针，矢量向上延伸（黄色）。必要时从内侧向外侧进行注射，然后根据需要从外侧进针点进行交叉注射（蓝色）（Photo courtesy of Glasgold Group Plastic Surgery. ）

正不足，因为在复诊时还可以再次注射。通常需要0.2～0.3mL合适的HA来矫正每侧泪沟，另外使用0.3～0.4mL HA用于矫正剩余的眶下缘凹陷。通常1mL足以治疗两侧，特别是在侧边缺损较少的情况下。

完成眶缘注射后，轻轻按摩该区域以确保形态平整。建议采用广泛均匀的压力，而不是剧烈按摩。嘱求美者在注射当天间歇性地使用冰袋冰敷。与面部其他部位的恢复时间相比，建议告知接受眼周注射的求美者，肿胀（和很少的淤青）可能在数天内比较明显。所有求美者都被要求在注射后4周进行复诊，以评估效果和可能需要进行的修整。

内侧眶缘或泪沟的HA填充剂的效果持续时间可达18个月，而且饱满度往往持续数年[3]。外侧眶缘与眶韧带连接较紧，持久性较差，与内侧区域相比，往往需要再次填充。三维摄影已经展示了容量增加的实际程度（图7.9）。

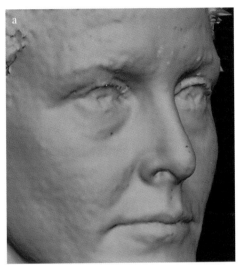
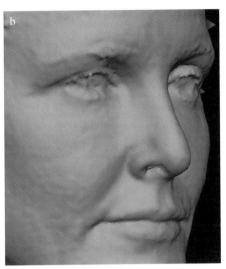
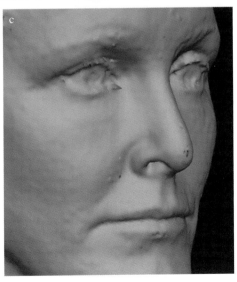

图7.9 使用Vectra 3D摄像头展示泪沟注射透明质酸（HA）的长期效果。**a.** 填充泪沟前的Vectra 3D轮廓照片。**b.** 注射后10个月的效果。**c.** 治疗后26个月泪沟的持续效果（Photo courtesy of Glasgold Group Plastic Surgery. ）

其他可注射的产品也可用，并已用于眶周区。羟基磷灰石钙（CaHA）填充剂（如Radiesse）在我们的实践中被用于眶下缘的容量增加，最初获得了较好的效果。然而，在一小部分求美者中出现了持续3～4个月的内侧眶下缘皮肤红斑。在没有办法扭转这一问题的情况下，随着HA填充剂被引入美国，它们很快成为我们的首选填充剂。在眶周区，CaHA通常是可以触到的，求美者需在治疗前被充分告知，才能忽略这一点。眶周注射Radiesse通常会有更大程度的淤青和肿胀，这可能有部分原因是需要使用较大规格的针头（当时还没有钝针）。这些问题，再加上效果不能快速逆转这一事实，使得CaHA成为眶周区注射的一个不太理想的选择。

区域2：脸颊

脸颊的老化表现为整体容量的减少，前颊部变平，颧骨骨架化。中面部年轻化治疗的一个特别具有挑战性的方面是对颧丘的治疗。在本章中，我们将前颊定义为从眶下缘到鼻唇沟，以及从鼻面交界处到颧丘的内侧。外侧脸颊覆盖在颧骨上，位于颧丘外侧，通常与前颊或颧下区域一起治疗。颧丘作为一个单独的子单元来治疗。前颊和侧颊年轻化主要是通过增加容量来解决的，而且更简单。治疗颧丘则更为复杂，由于其不均匀的表面轮廓是由相邻的骨皮韧带（例如，颧皮韧带），以及由于肿胀而导致其突出的经常性动态性质造成的。中面部年轻化的治疗需要重建下睑和面颊亚单位的结合，恢复容量缺失，并创造一个平滑的全面颊凸起（最大限度地减少颧丘的可见性）（图7.10）。

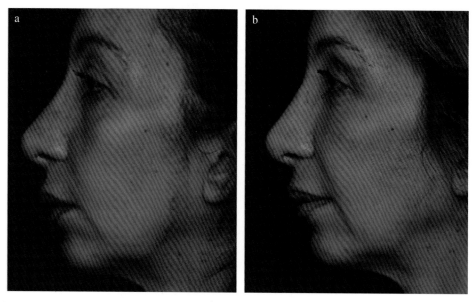

图7.10 **a.** 治疗前照片显示眶下缘和面颊前部容量缺失。**b.** 使用透明质酸（HA）填充眶下缘和面颊前部后，从眼睑到面颊的完整轮廓得以重建（Photo courtesy of Glasgold Group Plastic Surgery.）

直到最近，同种异体移植物填充面颊一直是治疗该区域的主要方法。尽管移植物可以增加颧颊部体积，但由于移植物位于骨膜下较深的位置，它们不能精确地矫正表面形态。异体移植物的另一个限制是随着年龄的增长和中面部容量的减少，移植物可能会变得更加明显，造成严重的和过度棱角化的外观。AFT为丰面颊提供了一个很好的选择，效果更加个性化，特别有利于大体积丰面颊。它们能够塑造非常精确的变化，并根据求美者的需求定制。HA填充剂、Radiesse和聚左旋乳酸（PLLA）（例如：Sculptra Aesthetic），都曾被用于该区域，并获得不同程度的成功。

对填充剂丰面颊的求美者进行治疗，必须了解求美者的目标，评估面颊和邻近区域的整体容量缺失量。对于有明显的整体容量不足的求美者注射填充剂可能不是一个具有成本效益的选择。潜在的求美者必须了解可以实现的容量限制。在治疗前，还必须对颧丘的存在和严重程度进行评估。颧丘是中面部年轻化治疗过程中的障碍，有时无法克服。这再次强调了对求美者进行现实目标咨询的必要性。

颧丘是一个不连续的软组织凸起，从颧骨隆起的外侧突出。它的上界为眼轮匝肌支持韧带，这是导致外侧眶下缘与骨面紧密连接产生凹陷的原因。在内下侧，颧丘以颧韧带为界，这是一条骨皮韧带，在前颊沿下外侧方向形成皮肤折痕[4]。颧丘的存在和程度是有差异的，求美者可能只有一个明显的前颊凹陷，在其最深层与颧韧带相对应。颧丘的凸点可以逐渐被勾画出来。此外，求美者可能会注意到颧丘的波动性水肿。唇部的轮廓越清晰、颧丘越清晰，可变水肿的程度越大，就越难处理。主要目的是通过增加其周围的容量来修饰弱化颧丘（图7.11）。在颊部较深层增加容量，可以使整个面部丰满，但不能解决韧带附着的问题，使颧丘完整。在向脸颊移植脂肪时，如果颧丘不太严重，则使用钝针来释放（松解）韧带，并沿凹陷区域放置脂肪。当颧韧带连接紧密时，通过脂肪移植可以改善，但往往不能完全纠正颧韧带带来的凹陷。真皮填充剂在矫正颧皮韧带凹陷方面具有优势。因为它们可以被注射到颧韧带附件的浅层，扩大真皮层，从而消除凹陷。真皮扩张的程度是有限的，如果颧丘明显高于印第安纹的凹陷，凹陷会得到改善，但不会完全消失（图7.12）。在颧皮韧带处注射必须非常小心，如果在真皮层以下进行注射，材料可能会进入颧丘，导致颧丘增大。此外，对于具有非常不稳定的颧丘求美者，即使正确地在真皮层中注射，也有可能出现长期的颧部水肿，最终会自行消退。

中面部年轻化治疗的目标也受到求美者性别的影响。一般来说，外侧和前颊的容量损失会使面部看起来更有男子气概，呈方形。女性求美者中面部容量重塑的目标是恢复自然的心形脸。对于男性求美者来说，通常希望增加较少的容量（尤其是前脸颊）。脸颊太过圆润会更为女性化，男性更喜欢有棱角的脸形。此外，大多数男性求美者并不关注整体容量的增加，而更多的是希望解决特定的轮廓异常及其相关的阴影，如可见的颧丘。

在脸颊上，可使用的注射填充剂的灵活性更大。在选择适当的填充剂时，应权衡几个因素，包括是否同时处理相邻区域，需要增加多少容量，以及是否存在颧丘和矫正的意愿。

最适合用于丰颊的HA产品具有大颗粒和较硬等结构特点。这些产品包括Restylane Lyft、Restylane

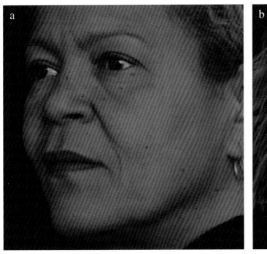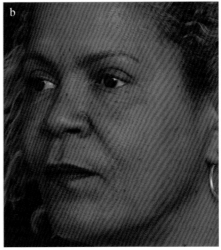

图7.11 **a.** 颧丘由上侧的眼轮匝肌支持韧带和下侧的颧韧带分隔。在内侧（也见图7.1b）。**b.** 取决于颧丘的严重程度，如同这张照片中所展示的那样，可以通过在其周围进行填充来掩饰（Photo courtesy of Glasgold Group Plastic Surgery.）

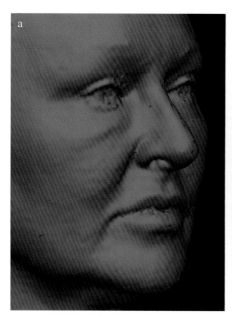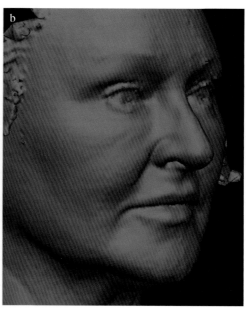

图7.12 **a.** 在这张Vectra三维轮廓照片上，可以看到紧实的颧韧带分隔的颧丘下侧效果。**b.** 在前颊部沿着颧韧带真皮内注射透明质酸（HA）后的Vectra 3D照片。颊部轮廓的总体改善，使颧丘不那么明显了。但是，紧实的颧皮韧带（正如这个求美者没办法完全改善）的影响在该求美者身上无法完全克服（Photo courtesy of Glasgold Group Plastic Surgery.）

Defyne、JuvedermVoluma和（或）Radiesse。Sculptra也可用于丰颊，然而，这种填充剂是一种胶原蛋白刺激剂。该产品没有立竿见影的效果，但经过数次治疗后，由于自然的新胶原蛋白生成，会获得一定的结构变化和填充效果。需要在眶下缘和脸颊增加容量的求美者，经常会使用类似的产品系列，但会选用不同的透明质酸，以实现更有针对性的解决方案。由于HA填充剂能够注射在真皮浅层，所以它可以更有效地改变脸颊的精确轮廓，尤其是在颧丘存在的情况下。

进行治疗前勾勒出需要填充的区域。如果有一个明确的颊部皱褶需要填充，将其标记出来。我们倾向于使用局部麻醉，但与薄薄的眼睑皮肤相比，颊部单纯使用局部麻醉效果较差。

或者选择这种方法时，可以在钝针的进针点进行局部麻醉。钝针的皮下走行，求美者通常能很好地耐受，而不需要其他的局部麻醉。在颧皮韧带皱褶处注射，可以使用锐针连续穿刺或线性穿刺技术。脸颊前部和侧面的注射层次一般是在"阻力最小"的那一层。如前所述，沿着颧韧带，在真皮中部的浅层注射对消除凹陷性皱褶更为有效。在脸颊上，重要的是虽然深层注射降低了表面不规则的发生率，但减少了容量效应。因此，对于寻求完全矫正的求美者来说，费用较高。该方法应根据需要进行调整，以达到效果自然、费用可承受的结果。

脸颊所需的HA总量一般为每侧1～3mL，这取决于求美者的容量缺失程度，以及整个脸颊或只是重点区域（即前部、侧面，或只是掩饰颧丘）丰盈。根据我们的经验，在颊部高度交联的HA填充剂（Juvederm Voluma、Restylane Lyft和Restylane Defyne）可以持续10～18个月，有时甚至更长（图7.13）。效果通常在1年后仍然存在，但对求美者来说，效果会逐渐减弱，他们会认为没有足够的丰盈度。中面部的效果持续时间通常比在鼻唇沟（NLF）中观察到的要长，但不像在眶周区那样持续，在那里超过18个月的效果是常规的。对于需要较大容量矫正的求美者来说，依赖HA填充剂可能会使成本变得高昂。由于填充剂费用和注射后效果持续时间有限，在这些求美者中，AFT（自体脂肪移植）是一个更好的选择。只有在求美者不能接受停工期，或想"测试"增加容量的效果时（脂肪在丰颊中

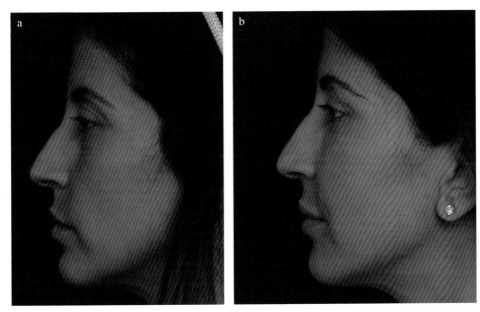

图7.13 **a.** 治疗前照片显示前颊和眶下缘的容量缺失。**b.** 颧部和眶下缘填充治疗后12个月双侧共使用1mL的透明质酸（HA）（Photo courtesy of Glasgold Group Plastic Surgery.）

的作用将在后面进一步详述，见区域3），使用填充剂才有意义。

　　如前所述，其他可用于注射丰颊的材料包括Radiesse和Sculptra。Radiesse由CaHA组成，比HA产品密度大，黏性强。它能有效地提供脸颊的一般性容量增加，并可以实现大容量增加。由于每支注射器中的填充剂含量较多，产品较硬，因此对较大体积的丰盈有优势。Radiesse需要注射在真皮层以下或更深层，而不是皮内注射。因此，HA填充剂对表面形态的精确改变效果不佳。根据我们的经验，在效果持续时间方面，与Vycross或XpresHAn相比，Radiesse的效果持续时间没有明显优势。

　　Sculptra由PLLA组成，在注射前被稀释成水悬浮液。它提供了一个延迟效果，需要2个月的时间才能实现治疗的最终效果，并且需要多次治疗。为了使整个脸颊区域获得明显的容量变化，平均需要3~4次治疗（每次治疗2瓶）。根据所期望的最终结果，对于有明显容量缺失的求美者来说，该治疗成本可能过高。建议使用钝针在皮下层进行线性注射。

　　可以通过锐针在小区域内进行扇形注射，尽量减少注射点的数量。在皮肤较薄的区域，每个注射点都是形成结节的潜在部位。通过适当的技术，Sculptra为前颊和侧颊的容量替代提供了一个有效的选择方案。通过胶原蛋白的沉积增加真皮层厚度，效果可持续2年。Sculptra的主要局限性是每次治疗的容量变化有限，难以获得大幅度改变，效果不稳定（它不适合精确矫正，如掩饰颧丘），以及相对较高的费用成本。虽然有些注射医生将其作为丰面颊的一线治疗方法，但作者主要将其用于希望通过非手术方法实现增容的求美者，以及那些本来是自体脂肪移植的目标但没有足够的可用脂肪的求美者。

区域3：颊部

　　颊部位于NLF下方的外侧区域，在脸颊/下颌骨的下方。有两个主要的人群表现出继发于颊部容量流失的老化效应：①30~40岁的身体非常活跃的人，他们有明显的面部容量缺失。②50岁以上的老年求美者，他们会出现更明显的颊部容量缺失，造成更多的骨骼外观（图7.14）。一般来说，颊部容量缺失的早期会造成棱角分明和刻板的面部外观（即婴儿脂肪的损失）。大多数女性和男性都对这种早期的外观变化感到满意。渐进式的颊部容量损失，无论是活跃的年轻人还是年长者，都会失去柔和的、有较少阴影的年轻外观，从而形成更严厉的和"憔悴"的外观。对于非常苗条的运动者来说，他们会关注鼻唇交界处的皱褶。这些求美者主诉填充鼻唇沟，然而，根据我们的经验，他们通常会对填充鼻唇沟的效果不满意，因为仍然能看到褶皱。为了真正解决这一问题，需要对颊部进行填充，以消除鼻唇沟后方的阴影（图7.15）。

　　填充颊部不需要在重点区域进行大量填充剂注射，而应在广泛的区域进行少量的容量填充。治疗前的标记很重要，因为填充的区域需要逐渐缩小过渡到周围区域。这个区域不需要很大的容量，也不需要像以前那样精确地增加容量，前面提到的任何一种填充剂都足够用。作者倾向于使用HA产品中的一种，因为它们的可塑性更强，可以用细一些的钝针或锐针进行注射，产生快速可预测的效果，并且可以在必要时进行逆转。该区域的HA产品的效果也往往比在NLF的效果持续时间长，可以持续至少

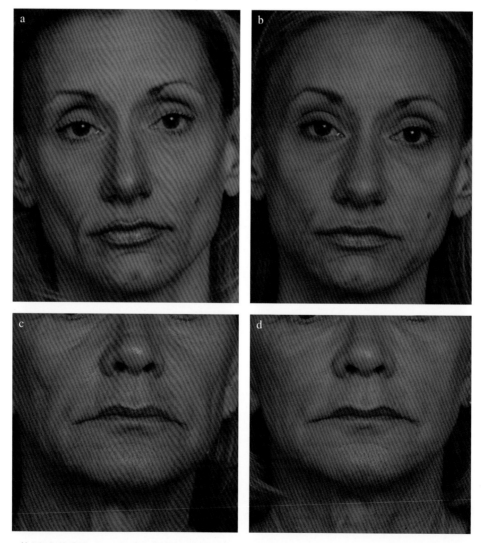

图7.14　**a、b.** 使用透明质酸（HA）进行颊部容量填充的治疗前和治疗后照片，该求美者为面部容量损失的年轻求美者。用1mL的Restylane Lyft填充每侧颊部和颧下区域。**c、d.** 使用Juvederm Ultra（0.8mL）替代颊部容量的治疗前和治疗后照片，该求美者年龄较大，有较多局部容量缺失（Photo courtesy of Glasgold Group Plastic Surgery.）

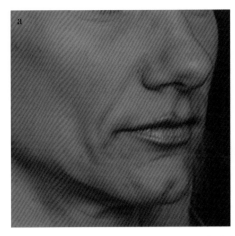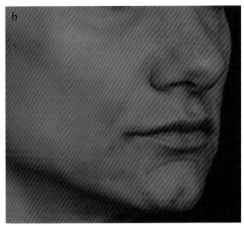

图7.15 **a.** 在整体面部容量显著减少的情况下，求美者通常会同时关注鼻唇沟的可见性和它后面的突出部分或囊袋。**b.** 为了解决这些问题并柔和鼻唇沟后方的饱满外观，除了填充鼻唇沟外，还应在颊部增加容量（Photo courtesy of Glasgold Group Plastic Surgery.）

1年。最好使用钝针注射，因为它呈现的形态更好，而且淤青、肿胀或潜在的轮廓不规则都比锐针要少。锐针适合在钝针注射后进行精确的塑形或矫正。每侧平均需要1mL的HA来填充，但填充量也有很大差异，取决于容量的缺失程度。并发症很少，主要的潜在问题是轮廓的不规则性，由于外围到邻近区域的衔接不足，或者是中央区过度填充。如果在随访时发现邻近区域的衔接不足，很容易通过增加填充剂来纠正。根据我们的经验，过度填充主要发生在Juvederm中，这可能与填充剂的亲水性增加有关。与眶周区相比，我们的经验是颊部凹陷不完全矫正填充可以防止该区域此类问题的出现。

区域4：鼻唇沟

鼻唇沟存在于前脸颊和上口周的过渡处，是一种正常的面部特征。当求美者认为他们的面部出现了逐渐衰老的迹象时，他们往往会关注鼻唇沟，因为它是在镜子中最容易看到的面部特征。面部容量的整体损失是很难被看到的，尽管这是导致鼻唇沟加深的根本原因。NLF在脸上的相对位置由颧骨肌肉组织的悬吊固定，肌纤维走行至褶皱处的皮肤中。随着面部组织萎缩和上颌骨的后旋，仅靠肌肉悬吊固定的NLF周围组织，其"地基"就会丧失[5]。

NLF的矫正应着重于尽量减少锐利的阴影，以使脸颊到上唇的过渡更加柔和。在评估NLF时，应注意褶皱的性质，它是一个产生阴影的深凹，还是在皮肤上看到的折痕，特别是在下外侧方向。此外，还必须了解求美者主诉哪方面的问题。

尽管有些求美者坚持，但治疗目标不是也不应该是完全抹去鼻唇沟褶皱，这样做会造成一种不自然的外观。通过在鼻翼内侧和NLF上侧的三角区增加容量来纠正NLF上内侧凹陷，纠正深层皮肤褶皱，如果不是沿着整个鼻唇沟，通常存在于下外侧，可以改善，但不能完全消除（图7.16）。这种褶皱是由于动态的肌肉力量对皮肤真皮层的拉扯造成的。应告知求美者，在这个细小的、明显的折痕中，可以获得的改善效果是有限的。

任何一种HA或CaHA填充剂都能有效地填充NLF。皮肤填充剂，特别是HA，其优点是可以使凹陷处丰盈，并能更有效地软化下外侧较细的皱纹。求美者应被告知，HA填充效果持续时间为9~12个月。无论使用哪种HA材料，求美者都需要1~2mL填充量。对于最小的折痕，1mL就足够了，但随着

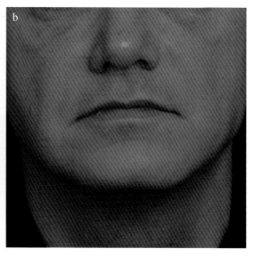

图7.16 a. 希望改善鼻唇沟求美者的治疗前照片。**b.** 使用总共2mL的HA填充剂填充鼻唇沟后1个月拍摄的照片（Photo courtesy of Glasgold Group Plastic Surgery. ）

褶皱深度的增加和求美者希望有更大程度的改善，需要第二支注射的可能性就会增加。对于麻醉，特别是含有利多卡因的HA填充剂，我们只使用局部麻醉。从技术上讲，最好是在上内侧三角区向真皮深层或紧贴真皮层下的平面进行连续的穿刺注射，这样可以减少表面不规则的概率，又可以获得良好的效果。另外，也可以使用钝针，减少血管内注射的风险。当NLF下侧有细小的皱纹时，在真皮浅层注射会更有效。在这个区域注射，最好采用连续穿刺技术。如果最初的注射穿刺没有消除细小的皱纹，则可使用更少的填充剂在更浅层进行注射，这应该谨慎地进行。虽然这种浅层注射在消除细小皱纹方面更有效，但也有可能出现持久的红斑或蓝色色调（丁达尔效应）。就不同的HA填充剂来说，只要医生技术好，任何一种HA填充剂都会产生很好的效果。求美者不满意的原因之一可能是填充剂用量不足，导致矫正不彻底。通过术前对预期效果的适当咨询和对特定求美者需要使用剂量的现实理解，可以避免发生这种情况。

Radiesse在填充NLF方面也能获得非常好的效果。在HA填充剂出现之前，它是填充NLF的首选填充剂。Radiesse的缺点是它需要注射在较深的层次，所以它不能很好地丰盈该区域。尤其是，它对沿着鼻唇沟出现的细纹效果较差，最好使用皮肤填充剂来矫正。第二个问题是，在头3个月里，载体凝胶的溶解会造成明显的容量损失，这将导致更多求美者主诉效果不持久。这种情况可以向求美者解释通常需要进行再次注射。Radiesse的一个潜在优势是在一个注射器中提供了较多剂量的填充物，这可以实现多位求美者可以使用一个注射器进行治疗。然而，在最初的几个月里，较大部分的填充剂会被吸收，从而削弱了这一优势。就求美者返回再次进行治疗的实际时间而言，我们没有发现Radiesse比高交联度的HA填充剂更有优势。

注射后的护理和并发症的处理

如果在注射部位做了标记，应使用酒精而不是过氧化氢去除这些标记，然后轻轻地按摩注射部位。告知求美者，由于肿胀原因通常会出现轮廓不规则。不建议求美者按摩该区域，除非在注射后的头几天内肿胀持续加重。

冰敷可以减少肿胀和淤青，冰敷对眶周注射更为重要。要求求美者在最初的12～24h间歇性地冰敷。淤斑是多变的，求美者可能在几天内看起来很好，但可能需要多达1周的时间才能完全消除淤斑。治疗后1h内可以化妆，但如果淤青很严重，则化妆遮盖的作用有限。

所有注射脸颊或眶周的求美者都要在3～4周安排复诊。一般来说，我们建议求美者在第一次注射NLF时，应安排一次复诊，以确保疗效。在随后的NLF治疗中，这种短期随访是没有必要的。在复诊时，评估效果，以确保没有发生不规则的情况。如果需要进行再次填充，此时执行。如果随访时出现轻微的不规则情况，通过按摩可以抚平外观。如果不规则情况持续存在，可以注射透明质酸酶以溶解隆起部位。

注射后，皮肤会立即出现红斑。这种情况在24h内会明显减轻，但可能会持续1周之久。在极少数情况下，轻度的红斑会持续到这段时间之后，特别是在非常浅层的注射中。红斑的严重程度和求美者的耐心将决定干预措施。对该区域进行强脉冲光处理，或者在必要时注射透明质酸酶，以溶解填充剂并改善外观，这些干预措施可以成功地减少持续性红斑。

感染在注射治疗中是非常罕见的。在一个例子中，作者观察到在注射后6周出现了红斑、硬化和炎症的延迟发作（图7.17）。这种情况发生在双侧NLF，但同时接受治疗的唇下颌褶皱不受影响，受累区域没有相关疼痛，这种表现与非结核杆菌感染一致。这很容易与Ⅳ型（迟发性超敏反应）炎症反应相混淆，但局部应用类固醇皮质激素没有反应。在这些病例中，建议口服阿奇霉素等大环内酯类抗生素治疗1～2周，感染完全得到解决[6]。此外，水疱状的皮损要怀疑出现疱疹的可能性，可以用抗病毒药物和类固醇治疗。

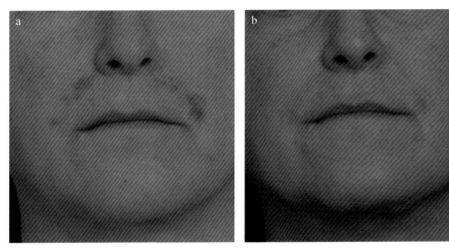

图7.17 **a.** 鼻唇沟和唇下颌褶皱注射透明质酸（HA）填充剂后6周，该求美者在注射后1个月开始出现鼻唇沟的红斑和炎症。**b.** 一旦开始使用阿奇霉素治疗非结核杆菌感染，红斑和炎症就会消退。该求美者在初次注射后4个月，感染消失（Photo courtesy of Glasgold Group Plastic Surgery. ）

最令人担心的，但也是最罕见的并发症是血管损害。它是由填充剂血管内注射，或由邻近的填充剂团块对血管的外部压迫造成的。表现为皮肤逐渐变白，或出现"晦暗、斑驳"样外观，并伴有不同程度的不适感。眶周血管内注射增加视力丧失的风险，应立即识别并通过注射透明质酸酶（用于HA填充剂）、区域按摩、应用硝酸甘油膏（如适用）、口服阿司匹林等方式进行治疗，并向眼科专家咨询，高压氧在特定情况下可能会有帮助。值得庆幸的是，虽然使用钝针进行注射仍然有这种可能性，特别是较小号的钝针，但已经大大降低了这种可怕并发症的发生率。

自体脂肪移植

自体脂肪移植主要用于中面部年轻化中较大容量的丰盈。它在中面部年轻化方面的疗效已得到证实，在近1.5年的随访中，定量测量的容量为初始容量的30%～50%，临床效果可持续10年或更长时间[4]。它可与其他外科手术联合使用，效果极佳（图7.12）。然而，自体脂肪移植确实有局限性，包括成活率的变化，可能需要再次移植。

自体脂肪移植的主要局限性之一是难以进行精确的小容量丰盈。针对本章所描述的小容量和精确的技术，皮肤填充剂可以消除细微的皱纹和凹陷。注射性填充剂在克服和消除与骨膜韧带相对应的凹陷方面也有优势，如颧韧带。由于需要进行深层注射，不能用自体脂肪移植来实现。此外，填充剂的停工期明显较短，大多数求美者可以在当天回去工作。

结论

在中面部年轻化方面，公众的期望和医生的做法都发生了重大转变。软组织丰盈现在是治疗面部老化的重要组成部分。虽然外科手术，如除皱术，仍然具有重要的作用，但无法解决皮肤和软组织的松弛和下垂。

在解决面部衰老迹象时，包括软组织萎缩和皱纹造成的明显的容量损失，软组织增容术发挥着不可或缺的补充作用。中面部容量塑形的主要目标是通过加强结构、创造平滑的面部轮廓，来产生自然和年轻的外观，这种轮廓往往会随着年龄的增长而消失。越来越多的求美者在寻找停工期短、效果自然的微创技术。

随着肉毒毒素作为一种微创治疗方法的巨大成功，近年来大量用于软组织丰盈的注射填充剂在市场上爆炸式增长。填充剂具有停工期短，求美者舒适度高的优点。它们也可以在进行更具侵入性的外科手术之前作为"试验"。软组织填充剂是中面部年轻化的一个绝佳选择。每个特定的中面部区域都有详细的技术和产品，已经显示了良好和持久的效果。只要有适当的期望，求美者就可以在矫正容量不足方面有很高的满意度。这些微创治疗是手术治疗的良好替代或辅助手段。

参考文献

[1]　Lam SM, Glasgold MJ, Glasgold RA. *Complementary Fat Grafting*. Philadelphia, PA: Lippincott, Williams & Wilkins, 2007.

[2]　Meier JD, Glasgold RA, Glasgold MJ. Autologous fat grafting: long term evidence of its efficacy in midfacial rejuvenation. *Arch Facial Plastic Surg* 2009;11(1):24–28.

[3]　Donath AS, Glasgold RA, Meier JD, Glasgold MJ. Quantitative evaluation of volume augmentation of nasojugal groove with hyaluronic acid-based filler: a 3-dimensional analysis. *Plast Reconstr Surg* 2010;125(5):1515–1522.

[4]　Mendelson BC, Muzaffar AR, Adams WP. Surgical anatomy of the midcheek and malar mounds. *Plast Reconstr Surg* 2002;110(3):885–896.

[5]　Pessa JE, Zadoo VP, Mutimer KL, et al. Relative maxillary retrusion as a natural consequence of aging: combining skeletal and soft-tissue changes into an integrated model of midfacial aging. *Plast Reconstr Surg* 1998;102(1):205–212.

[6]　Narins RS, Jewell M, Rubin M, et al. Clinical conference: management of rare events following dermal fillers: focal necrosis and angry red bumps. *Dermatol Surg* 2006;32(3):426–434.

8

下面部以及颈部的解剖学机制

Evan Ransom and Stephen A. Goldstein

简介

了解下面部和颈部的基本解剖学机制在面部年轻化的临床实践中很重要。下面部被定义为面部投影中的下1/3部位。下面部的上边界由从口角到耳垂的连线决定，下边界由下颌骨及其覆盖的软组织组成。从侧面看，面部的下边界是下颌骨的下颌角和上升支。从正面看，左右下面部美学单元在下颌处相遇，不包括下唇及其亚单元。虽然在解剖学结构上是不同的，但前颈部对下面部的外观有重要的影响，特别是在两个胸锁乳突肌之间的区域。

下面部和颈部的衰老可能会显著导致面部衰老。此外，未能解决下面部和颈部问题，特别是结合中面部年轻化治疗，可能会导致效果不均匀或不完整，求美者满意度不高。与中面部和眶周区相比，下面部老化的过程不甚明确，但有些老化的情况也很常见。在一些求美者中，脂肪组织的下垂与皮肤胶原蛋白的流失相结合，可能会产生明显的下颌不清晰或木偶纹。同样，皮下脂肪的积累和多余的松弛皮肤在颏下区会让面颈部的轮廓美受到影响。了解不同部位的解剖结构对这个复杂区域发生变化的具体贡献是成功恢复面部年轻化的必要条件。下面部和颈前被分为不同的区域，从骨骼开始，逐步进展到皮肤浅表层。

下面部和颈部的骨质结构

下面部最主要的骨质结构是下颌骨，它为覆盖的软组织提供支撑和轮廓。男性的下颌骨通常更大，躯体和躯骨的高度大约比女性高5mm，躯体的厚度大约厚5mm。女性面部的下颌轮廓通常更柔软，从面部到上颈部结构的过渡更平滑，与男性相比，阴影效果更不明显。男性有着更明显的下颌角，即位于联合线下缘的骨隆起。两个重要的人体测量点由下颌骨的大小和位置决定：颏前点和颏下点。颏前点是下颌骨隆突在正中面部上最向前突出的部分，而颏下点是下颌骨最低的位置。在胚胎发育和胎儿发育过程中，当左右下颌骨不完全融合时，就会发生颏裂，这是一种具有不同外显率的遗传性特征。对于颏裂产生的下颏外观审美差异取决于不同的个体和文化偏好。

随着年龄的增长以及覆盖的皮肤容量保持不变，下颌骨的骨质流失可能会变得日益明显，并可能影响到下面部的形状。此外，下颌高度的下降会对下颌轮廓的审美造成影响，会在视觉上产生多余的软组织，软组织的流失使皮肤看起来松弛及衰老，并暴露下颌下腺部位的轮廓[1]。

在一些个体中，下颌相对较小或隆起不足可能会限制其他医疗美容项目的有效性。这一点应该在计划隆鼻手术时，以及在非手术类的口周和唇部年轻化治疗中作为重要的参考因素。下颌骨形成下牙槽窝，这块骨头支撑着下牙的根部，并为下唇软组织提供轮廓支持。在年长求美者中，特别是那些部分或完全牙齿缺失的求美者，下牙槽窝可能会出现明显吸收。随着嘴唇和相邻部位的饱满度逐渐减弱，外观会在视觉上产生明显的变化。我们都见过无牙齿的求美者，他的嘴唇似乎正朝向他的内部凹陷。

一些作者特别强调了在面部年轻化治疗中解决这些骨骼变化的重要性[1]。埋植剂和填充剂可用于这一区域，特别是对于下颌骨明显缺失的求美者，如下颏（symphysis）和前颏（parasymphysis）缺失[2]。

最后，尽管它很容易被忽视，但舌骨对下面部和颈部的外观呈现有很大影响。颏下区域的脂肪堆积或松散组织自然会使下颌骨的轮廓变钝、变圆，并使下颏和颈部之间出现分离。然而，重要的是要记住，舌骨的位置决定了年轻面部（90°~105°）的颈部角度，特别是在正面及侧面轮廓时。在评估下面部和颈部年轻化时，如下颏部或颈部抽脂以及各种提升治疗时，这一点很重要。

去除多余的脂肪组织或冗余的皮肤可能会收紧这个区域，但异位的舌骨会极大地限制整体的效果。重新复位舌骨的外科手术治疗不在本综述的范围之内，但可以作为一小部分求美者参考的重要因素[1,3]。

下面部和颈部的肌肉和神经支配

下面部和颈部的肌肉复杂程度相较于中面部要小，但对视觉上延缓衰老起到了重要作用，并可能为肉毒毒素和基于填充剂的年轻化方案提供一个绝佳的机会（图8.1）。从侧面看，下面部肌肉包括咬肌、颈阔肌、颊肌、口轮匝肌、降口角肌、降下唇肌和颏肌。咬肌是面部肌肉的最大组成部分，并且可能对一些求美者的正面视角中的下面部轮廓产生显著影响。其他下面部肌肉在动态功能中扮演着重要的角色，主要负责口唇的运作。即使是微小程度的不对称，或者不平整，以及在不当的位置注射肉毒毒素，也很容易被察觉，并可能严重影响求美者的美感。

咬肌由浅表层和深层部分组成。浅表层的咬肌始于颧骨和颧弓最前端，形成宽厚的腱膜嵌入下颌角和下支处。深层的咬肌较小，起自颧弓的后边界和整个内侧表面，并在颧骨和颧骨冠突更明显地嵌入。这块肌肉负责咀嚼，是面部最强壮的肌肉之一。因此，可能会发生咬肌肥大，使下面部呈"方形"外观。虽然咬肌肥大症的确切病因尚不清楚，但它在东亚人后裔中似乎更常见[4]。多种减小咬肌体积的积极治疗策略已被临床应用，包括开放式手术缩小和射频消融[5-7]。侵害性较小的一线治疗方案包括针对性注射肉毒毒素。用肉毒毒素放松咬肌可以很显著地柔和一些下颌轮廓偏男性化或呈"方形"下颌的女性[4,8]。由于咬肌是咀嚼的重要肌肉，因此在该肌肉部位注射肉毒毒素时需要谨慎操作。

嘴角的向下和横向移动是由两个重叠的肌肉完成的：表面是降口角肌，下面是降下唇肌。降口角肌起自下颌骨，嵌入下颌骨，收缩时将嘴角向下拉。它对肉毒毒素注射响应非常好。降下唇肌与口轮匝肌纤维交织在一起，由于它们环绕上唇并与其对侧组织连接，然后附着在上颚区。这些肌肉的内侧是成对的颏肌，联合小型的四边形肌肉并嵌入下唇缘下方的下颏真皮。颏肌提拉了下颏部位的皮肤，就像表现出质疑表情时一样，出现噘嘴和下唇噘起的外观。

口轮匝肌是提供口唇能力的环形括约肌，并在发音和表达中发挥重要作用。口周纹路可能是由反复的口轮匝肌收缩引起的，特别是在香烟和烟斗吸烟的人群中。这个区域的细纹可以用激光或化学剥脱很好地治疗，而更深层的细纹可能需要进行填充。

颊肌为脸颊提供张力并协助咀嚼，在下颌骨关节的上部弯曲部位从后部向前运动。对颊肌解剖学

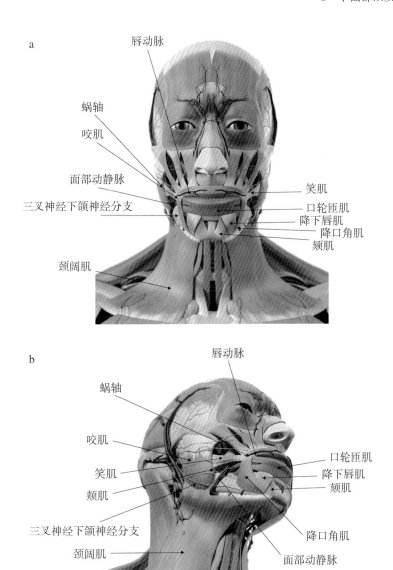

图8.1 a、b. 下面部和颈部表情的肌肉

机制的详细研究表明，对侧肌肉可能聚合在下颌最深层的肌肉层。一些作者认为，颊肌的下带部位与口轮匝肌[9]的内环一起在功能上形成了一个"深层单元"。这与由降口角肌、颧大肌、笑肌和口轮匝肌的外环组成的"表面单元"不同，后者更加出众地固定在蜗轴部位[9]。

颈阔肌在面部年轻化中的作用可能很容易被忽视。如上所述，伴随着舌骨位置的变化，颈阔肌出现条索或松弛会影响下面部至颈部的过渡，并破坏颈面的角度。颈阔肌的独特之处在于它是头部和颈部唯一的皮下肌肉，它起自三角肌上部的筋膜和胸大肌在第二肋骨的水平，并在锁骨内侧、颈部软组织和下颌骨下边缘部位活动，然后在面部的筋膜层结束。近期的研究表明，颈阔肌的上部长度是可变的[10]。成对的颈阔肌在颈部中线至颏下三角处断裂，在那里它们的纤维开始垂直交叉。这在下颌和舌骨之间留下了一个相对薄弱的区域，脂肪组织可能在此处增加并且会变得更明显。

颈阔肌的收缩使嘴巴的角度向下拉，并收紧颈部皮肤。随着时间的推移，伴随着相关的软组织和皮肤变化，这种肌肉的收缩会产生可见的颈部皱纹。

此外，尽管颈阔肌过度活跃并不常见，但它会发生在面肌联动症求美者中，可能是为了弥补其他面部神经分支瘫痪/麻痹。这会给下面部带来不均匀的视觉效果，并且成为肉毒毒素注射的象征[11]。

在一些个体中，随着年龄和衰老的累积，颈阔肌可能会变得逐步疲软和松弛，并形成"火鸡脖"样畸形外观，这表现为悬浮在下颏上的松散的组织。

抗衰的方式各不相同。颈阔肌条索可以注射肉毒毒素，既能放松肌肉又能提拉颈颏的角度。多种用于解决颈部年轻化的手术技术包括颈阔肌Z型成形术、鳞状叠覆术、切除和缝合术[12-13]。

下面部和颈部肌肉的神经由两条神经支配，即面部神经和三叉神经下颌分支的运动神经。支配下面部和颈部的面部神经来自下颌边缘和颈部分支，与下颌分支有可变的连接[14]。这些神经通常非常小，在解剖软组织平面时很容易无意中受伤。颈部分支从下躯干分离后突然下降，从下颌骨后部进入颈部，然后在更前方倾斜，广泛地支配着颈阔肌。与其他分支的类似损伤相比，颈部分支的损伤对面部对称性的影响要小得多，尽管完整的横切面会产生微小的不对称。

下颌骨边缘分支沿着面部神经下部的曲线，从颈阔肌和下颌骨边缘延伸至上颈部，在下颌下腺的表面，然后上升到下面部肌肉下方。与中面部不同的是，边缘分支和其他面部神经分支之间的连接仅存在于大约15%的解剖标本中[15]。边缘分支的部分可能对求美者很重要，导致明显的下面部不对称，这在面部表情中显得更加明显。据报道，面部手术神经损伤的概率为0.3%~2.6%，颧神经和下颌缘支的风险最大[16]。

由于神经失调、拉伸或电灼导致的暂时性瘫痪比永久性损伤更常见。这可能是由于神经与下颌骨保留韧带的密切关系，为了提拉下面部的软组织，在开放式手术中可能会切断下颌保留韧带[15]。在一些颈部分支损伤的病例中也可以看到轻微的下面部不对称，尽管由于边缘分支完好无损，但仍然可能发生下唇卷曲和下位偏移。在一个大型病例系列中，Daane和Owsley报道了1.7%的颈部分支损伤导致的"假性麻痹"发生率，尽管这些求美者的康复率为100%[17]。

咬肌和二腹肌前腹部受到三叉神经（V3）下颌分支的神经支配。该神经从卵圆孔的颅底出发，在咽喉旁间隙下降，然后形成多个带有运动、感觉和副交感神经成分的远端分支。咬肌的运动分支支配深层表面肌肉纤维，在面部年轻化过程中通常没有风险。在更前面，下颌分支促进了二腹肌前腹的运动神经支配，导致这部分成为修复下面部不对称的永久性边缘分支损伤[18]。二腹肌的后腹是由近端面神经的短分支支配的。

SMAS、韧带和脂肪组织

浅表肌肉神经系统（SMAS）是与颈阔肌相连的组织层，它支配着下面部的表情肌。在侧面，颈阔肌纤维到达腮腺尾部，然后合并成为腮腺筋膜。在颈阔肌的中间，肌肉纤维松散地穿过下颌体，这是面部皮肤在该区域的相对可动性的原因。在更前面的副骨上，颈阔肌附着在下颌骨上的一个组织带称为下颌中隔或下颌支持韧带的真性韧带[19-20]。

与中面部的颧脂肪垫类似，下面部和颈部的下颌和颏下脂肪在面部年轻化中有着关键作用。沿着下颌边界的脂肪组织隔间下降到下颏的侧面，是导致下颏脂肪堆积的原因之一。这也称为双下颏，尽管一些作者将其描述为3条曲线[20]。对颏下脂肪区的确切成分多年一直存在争议，但最近详细的尸体解剖得出了一些重要结论。首先，在解剖学和功能结构上，下颏独立于颊部脂肪垫[20]。其次，下颏不是一个单一的脂肪垫。相反，在大多数求美者中，它由3个独立的区域组成，包括下颚和上颚区，以及颏下脂肪垫[20]。

在前部，下颌部下降受到下颌韧带的限制，其中唇颌褶皱延伸至下颌骨的下边缘[21]。在后方，在咬肌上和耳前区，SMAS较厚并且更紧密地附着在腮腺筋膜上[19]。这限制了下颏区下降的程度，从而将这个过程大致限制在下脸颊的中间1/3的部位[21]。下颏区的年轻化包括传统的提升治疗，以及主要使用向上的载体。然而，有针对性的、明智而审慎的容量替换，也可能在下面部年轻化中发挥重要作用，对于下颏下降很少但明显下垂的下颌前沟的求美者来说尤其明显。中面部组织容量的下降会导致脸颊皮肤松弛，这会影响中面部和下面部的视觉效果。

相比之下，颏下脂肪区的治疗通常需要进行脂肪切除术或吸脂手术，尽管肉毒毒素有一些出色的效果并且可能会延缓外科手术的治疗时间。最近，美国食品和药品监督管理局已批准在该区域注射脱氧胆酸，来促使该区域脂肪细胞的溶解。

相对于额头和中面部，下面部的皱纹和软组织褶皱不那么明显。例如，嘴角纹通常比眉间纹更细，当然木偶纹是个例外。在一些个体中，随着年龄的增长，下颌褶皱会形成深沟。这不是鼻唇沟（NLF）的解剖学延续，而是一个独特的褶皱，通常沿着降口角肌的弧线从耳蜗轴向外侧延伸。在这两个区域均有突出的求美者中，木偶纹可能与鼻唇褶皱对齐或更靠近中线。这些褶皱很难通过SMAS提升和更深层手术来解决。治疗这些褶皱通常需要容量置换策略。

这个区域是注射填充剂的理想区域，常会有理想的效果[22]。事实上，在下面部和中面部的年轻化治疗中，治疗深层木偶纹和鼻唇沟突出了非手术容量置换与外科"提升"手术的互补性。联合2种方法，无论是当下还是随着求美者年龄的增长，美容整形科医生都能提供更好的轮廓改善。

中面部和上面部一样，了解皮肤的解剖学结构对下面部和颈部的年轻化很重要。在治疗皮肤松弛和色素沉着异常问题时，这一点尤为重要。例如，使用神经调节剂、填充剂和面部修复的复杂治疗方案可以充分解决下面部的这些问题。然而，如果没有同时治疗颈部，可能会导致不均匀或人造改变的视觉外观。有关皮肤解剖学机制的进一步回顾，请参阅第6章。

参考文献

[1] Ramirez OM, Robertson KM. Comprehensive approach to rejuvenation of the neck. *Facial Plast Surg* 2001;17(2):129–140.

[2] Romo T, Yalamanchili H, Sclafani AP. Chin and prejowl augmentation in the management of the aging jawline. *Facial Plast Surg* 2005;21(1):38–46.

[3] Sykes JM. Rejuvenation of the aging neck. *Facial Plast Surg* 2001;17(2):99–107.

[4] Liew S, Dart A. Nonsurgical reshaping of the lower face. *Aesthetic Surg J* 2008;28(3):251–257.

[5] Roncevic R. Masseter muscle hypertrophy: aetiology and therapy. *J Maxillofac Surg* 1986;14(6): 344–348.

[6] Ham JW. Masseter reduction procedure with radiofrequency coagulation. *J Oral Maxillofac Surg* 2009;67(2):457–463.

[7] Jin Park Y, Woo Jo Y, Bang SI, et al. Radiofrequency volumetric reduction for masseteric hypertrophy. *Aesthetic Plast Surg* 2007;31(1):42–52.

[8] Castro WH, Gomez RS, Oliveira J, et al. Botulinum toxin type A treatment for contouring of the lower face. *J Oral Maxillofac Surg* 2005;63(1):20–24.

[9] D'Andrea E, Barbaix E. Anatomic research on the perioral muscles, functional matrix of maxillary and mandibular bones. *Surg Radiol Anat* 2006;28(3):261–266.

[10] Shah AR, Rosenberg D. Defining the facial extent of the platysma muscle. *Arch Facial Plast Surg* 2009;11(6):405–408.

[11] Husseman J, Mehta RP. Management of synkinesis. *Facial Plast Surg* 2008;24(2):242–249.

[12] Gentile RD Purse-string platysmaplasty: the third dimension for neck contouring. *Facial Plast Surg* 2005;21(4):296–303.

[13] Giampapa V, Bitzos I, Ramirez O, Granick M. Suture suspension platysmaplasty for neck rejuvenation revisited: technical fi ne points for improving outcomes. *Aesth Plast Surg* 2005;29(5):341–350.

[14] Kwak HH, Park HD, Youn KH, et al. Branching patterns of the facial nerve and its communication with the auriculotemporal nerve. *Surg Radiol Anat* 2004;26:494–500.

[15] Gosain AK. Surgical anatomy of the facial nerve. *Clin Plast Surg* 1995;22(2):241–251.

[16] Baker DC, Conley J. Avoiding facial nerve injury in rhytidectomy: anatomical variations and pitfalls. *Plast Reconstr Surg* 1979;64(6):781–795.

[17] Daane SP, Owsley JQ. Incidence of cervical branch injury with "marginal mandibular nerve pseudo-paralysis" in patients undergoing face lift. *Plast Reconstr Surg* 2003;111(7):2414–2418.

[18] Conley J, Baker DC. Paralysis of the mandibular branch of the facial nerve. *Plast Reconstr Surg* 1982;70:569–577.

[19] Furnas DW. The retaining ligaments of the cheek. *Plast Reconstr Surg* 1989;83:11–16.

[20] Reece EM, Pessa JE, Rohrich RJ. The mandibular septum: anatomical observations of the jowls in aging: implications for facial rejuvenation. *Plast Reconstr Surg* 2008;121:1414–1420.

[21] Mendelson BC, Freeman ME, Wu W, Huggins RJ. Surgical anatomy of the lower face: the premasseter space, the jowl, and the labiomandibular fold. *Aesth Plast Surg* 2008;32:185–195.

[22] Gravier MH, Bass LS, Busso M, et al. Calcium hydroxylapatite (Radiesse) for correction of the mid-and lower face: consensus recommendations. *Plast Reconstr Surg* 2007;120(6 Suppl):55S–66S.

9

下面部年轻化的容量提升法

Robert A. Glasgold, Justin C. Cohen, Mark J. Glasgold, Sachin M. Shridharani, and Jason D. Meier

简介

　　下面部的衰老过程已经被文献充分描述[1-2]。皮肤的松弛，面部脂肪、肌筋膜系统和肌肉组织的逐渐萎缩，导致了下颌唇沟、颈阔肌条索、"双颏部"的发生，这些正是下面部衰老的特征。遗传基础上的吸烟习惯、体重剧烈波动、紫外线照射会加速衰老进程。下颌骨的轮廓不清，随着年龄相关的骨质吸收，也会加速下颌的衰老。与中面部一样，对下面部和颈部的年轻化治疗，容量恢复是一个至关重要且相辅相成的方法。下面部和颈部的矫正主要采用手术方法，包括皮肤除皱术和下颌整形手术。然而，求美者越来越多地要求以最小的侵入治疗获得持久的效果。随着交联稳定的透明质酸（HA）填充剂的出现，以及在下面部的广泛使用，求美者有多种选择用于解决他们的问题。

　　本章所说的下面部，定义为从口角开始向下延伸至颈部的区域。中面部年轻化的研究讨论中大家经常会提到容量恢复。但传统上，除了颏部移植物或填充颏唇沟以外，对下面部容量恢复的重视较少。容量缺失对下面部的衰老有明显的影响，并且与中面部一样，通常是年轻求美者衰老的最初迹象之一[3]。本章将综述我们在实践中用于下颌线和口周区矫正的技术和填充剂。我们不认为容量提升可以替代下颌线和颈部矫正手术，但在适当的求美者中，它可以有效替代手术或成为手术的辅助方法（图9.1）。

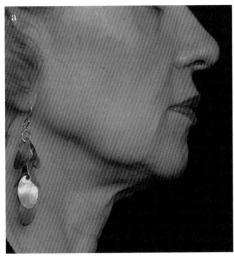
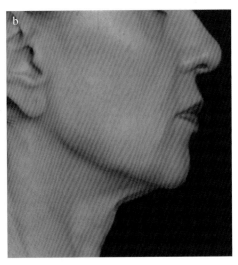

图9.1　a. 在治疗前，这位求美者展示了下颌线老化的特征性变化，包括下颌前沟容量减少、下颌下垂，以及下颌角体积/轮廓的丧失。**b.** 同一位求美者在接受下颌线容量恢复治疗1个月后的照片，填充了下颌前沟和外侧（角）下颌线。为了实现最佳效果，使用了总共2.5mL透明质酸填充剂注射于下颌角和下颌前沟（Photo courtesy of Glasgold Group Plastic Surgery.）

本章着重介绍在我们的实践中使用的，经过验证成功并且求美者满意度较高的注射填充剂。与前一章一样，本章将重点讨论在解剖学上定义一个区域和描述该区域推荐的专业技术和填充剂。此外，根据作者的经验，还将讨论各种填充剂和术后并发症。

下颌线

下颌线部位最常见的主诉是下颌下垂，表现为从颏部到下颌角的清晰、统一、连续阴影的消失。这种变化的潜在原因是下颌部软组织的下垂，导致下颌缘下方出现堆积感。下颌韧带是真性韧带，标志着下颌下垂区的前界。发生在下颌韧带处的骨性和软组织容量缺失导致了下颌前沟的出现。与衰老相关的下颌角骨质吸收或先天性的下颌角容量不足会暴露出下颌的后缘，进而突出了下颌下垂的外观。这些变化加起来，让年轻下颌线的清晰的"曲棍球杆"形转变为老化下颌线的不规则W形轮廓（图9.2）。

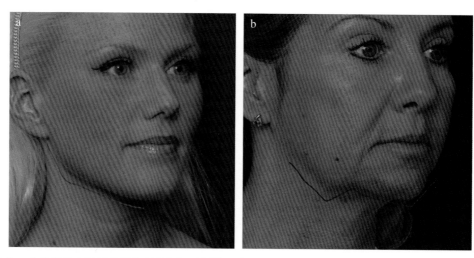

图9.2　a. 这位二十多岁的女性展示了典型的年轻下颌线，其轮廓形成了一个"曲棍球杆"形的阴影。**b.** 在老化的下颌线中，轮廓阴影从"曲棍球杆"形过渡为不规则的W形，这是由于下颌前沟凹陷容量减少、下颌下垂和外侧下颌线轮廓丧失导致的（Reprinted with permission from Ref.[3]）

重新塑造直线的下颌边缘可以实现下颌线的年轻化。这可以通过在下颌下垂邻近处增加容量（从而降低感知的下颌线）和（或）提升下颌下垂来实现。选择的治疗方法取决于特定求美者的解剖学结构和其预期效果，但本章我们只关注下颌线容量恢复的作用。对于下颌下垂的年轻求美者，增加下颌前区容量可以实现出色的下颌线修复，甚至可能超过通过面部拉皮手术所能达到的效果（图9.3）。随着下颌下垂和下颌前沟的进一步进展，需要评估若干问题以优化效果和求美者满意度，较严重的下颌下垂需要更多的容量补充。如果下颌下垂非常明显，单纯的容量补充可能不足以矫正下颌下垂，这可能通常是由于下颌韧带的附着引起这个韧带从真皮深层连接至下颌骨，也标志着下颌前沟的位置。下颌韧带的附着紧密度将影响填充技术消除下颌前沟的效果。如果附着非常紧密，无论多少容量都无法完全矫正下颌下垂（图9.4）。如果附着不紧密，下颌前沟更适合采用容量填充方法。注射透明质酸填充剂在下颌韧带附着较强的求美者中较为有效。填充剂位于下颌前沟浅层的真皮层，能够克服韧带的束缚效应。可以通过在下颌前沟的深度向侧下方牵拉皮肤来简单评估下颌韧带的附着程度。如果皮肤可以轻松拉到下颌的水平，那么仅通过注射就可以完全矫正。如果向侧下方手动牵拉时有更大限制，则表示无法仅通过注射完全矫正下颌下垂。

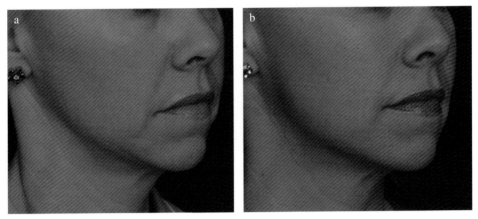

图9.3　**a.** 下颌线的早期老化变化主要与下颌前沟的容量减少有关，可能伴随着外侧下颌线的容量减少。**b.** 使用Restylane在下颌前沟和外侧下颌线进行下颌线容量恢复。双侧总共使用了2mL的Restylane（Photo courtesy of Glasgold Group Plastic Surgery.）

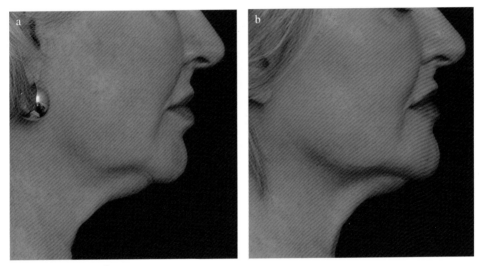

图9.4　**a.** 该求美者展示了在下颌韧带附着非常紧密的情况下，下颌下垂和下颌前沟收缩的表现。**b.** 注射了总共3mL的Restylane，在下颌前沟和外侧下颌线增加了容量，改善了下颌线的轮廓。持续性的下颌下垂是由于无法完全克服下颌韧带的牵拉效应。在这位求美者身上，达到最佳效果需要进行面部提升手术，联合使用松解下颌韧带，以及填充下颌前沟（Photo courtesy of Glasgold Group Plastic Surgery.）

　　下颌侧缘或下颌角的容量缺失可能是由于先天性骨或软组织缺陷（图9.5），也可能是由于近旁明显的下颌下垂引起的相对不足。在大多数求美者中，相对于下颌前沟，下颌侧缘的容量补充是次要的。人们在镜子中通常会正视或斜视自己，从这些角度看，他们会更容易地关注到下颌前沟的容量改善，而不是下颌侧缘的容量改善。为向求美者解释下颌侧缘容量提升的作用，最好可以与他们一同回顾自己的照片，也可以看看使用过相同填充方法的其他求美者的照片。如果仅填充下颌前沟就可以重现完整的"曲棍球杆"形阴影，那么无须进行下颌侧缘的注射（图9.6）。随着下颌下垂的程度增加，适当角度的轮廓会丧失，必须通过增加下颌侧缘容量来完全矫正下颌下垂（图9.7）。

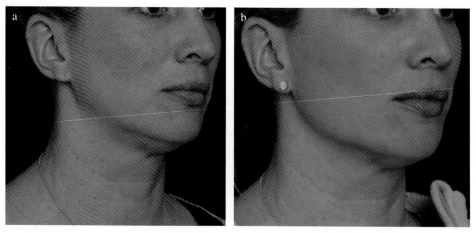

图9.5　**a.** 在治疗前，该求美者显示了先天性下颌角轮廓不清晰。**b.** 通过注射透明质酸填充剂在外侧下颌线进行填充，改善了下颌角的轮廓（Photo courtesy of Glasgold Group Plastic Surgery.）

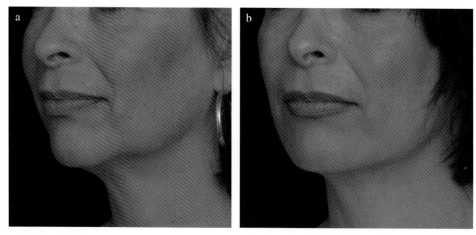

图9.6　**a.** 该求美者的下颌线老化主要是由于下颌前沟容量的减少。**b.** 只在下颌前沟区增加容量就可以完美地恢复下颌线（Photo courtesy of Glasgold Group Plastic Surgery.）

　　使用透明质酸填充剂进行下颌线年轻化治疗，首先要标记出计划注射的点位。从概念上讲，下颌下垂区是下颌线上最低的点，填充的目标是将邻近区（下颌前沟和下颌缘）的位置下降到下颌下垂区的水平。下颌前沟的标记基本上是一个三角形，向前延伸至颏部，向后延伸至下颌下垂区（图9.8）。下颌角的标记也是一个三角形，其外下角是圆角，前角向后缘逐渐收缩。可以使用局部麻醉，采用无菌术，使用氯己定消毒。注射透明质酸填充剂可以使用线性技术（lineal threading）或连续点状技术（serial puncture）。此外，还应使用钝针，以进一步减少淤青风险并增加求美者的舒适度。注射的层次位于真皮中层到真皮深层。这种浅层注射可以对抗下颌韧带附着最紧密的部位，还能塑造下颌线轮廓（图9.8）。

　　在这些位置的浅层注射通常采用线性技术（lineal threading）进行。嘱求美者在3~4周复诊，评估填充效果，并确定是否需要进行再次注射。填充下颌前沟通常需要每侧使用0.5~1mL透明质酸，具体取决于缺陷的严重程度。下颌侧缘所需的填充容量因人而异，每侧至少需要注射0.5mL。随着下颌下垂区的堆积和松弛程度的增加，所需的容量可能增加至每侧1mL或2mL。一般来说，需要3~4mL的填

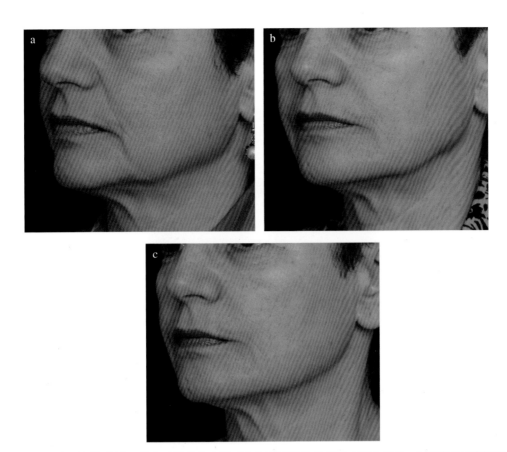

图9.7　a. 展示了老化下颌线效果，其中下颌前沟容量减少和下颌角的体积减小更为明显，同时伴有下颌下垂。**b.** 使用Restylane填充下颌前沟改善了前方下颌线的轮廓，但下颌下垂的后方部分没有遮盖。**c.** 通过增加下颌角体积来完成理想的"曲棍球杆"形轮廓，以获得最佳效果（Photo courtesy of Glasgold Group Plastic Surgery.）

充剂才能完成双侧下颌前沟的填补和轮廓的塑造。大多数求美者可能更喜欢下颌前沟填充的效果，所以他们通常会选择减少下颌侧缘的填充剂用量，以减少总用量。

与眶下缘相反，下颌线可选的填充剂较为灵活，因为这是一个容错率更高的区域。2003—2004年，在透明质酸填充剂出现之前，作者的早期经验是使用羟基磷灰石钙填充剂（Radiesse）。下颌线注射透明质酸填充剂后，至少10个月内，求美者通常可以持续感觉到效果，一些改善效果通常会持续超过1年。Radiesse的一个潜在优势是注射器中的体积较大，从而降低了材料成本（图9.9）。在填充下颌前沟和下颌侧缘时，这种填充剂的局限性在于需要较深层次的皮下注射。对于下颌韧带附着较少的求美者，可以获得良好的效果，但当韧带附着较多时，使用透明质酸填充剂进行更浅层的真皮层注射，可以获得更好的效果。此外，使用含钙材料注射后，通常会出现组织增厚或纤维化，即使在效果消退后仍然存在，使得后期注射更加困难。

多年来，我们填充下颌前沟的首选是注射透明质酸填充剂。虽然我们在下颌前沟中有使用所有Juvederm系列和Restylane系列填充剂，而且凭借这些填充剂我们也获得了相当不错的效果，但我们更倾向于Restylane，或具有非常类似特性的填充剂，通过真皮和皮下填充的组合，可以达到对下颌缘的最佳重塑效果（图9.10）。

下颌侧缘的注射和填充剂的选择取决于求美者的情况。有几个与下颌侧缘轮廓相关的一般概念影响填充剂的选择。通常情况下，我们矫正的是下颌角的体积不足，随着年龄增长和下颌下垂程度的

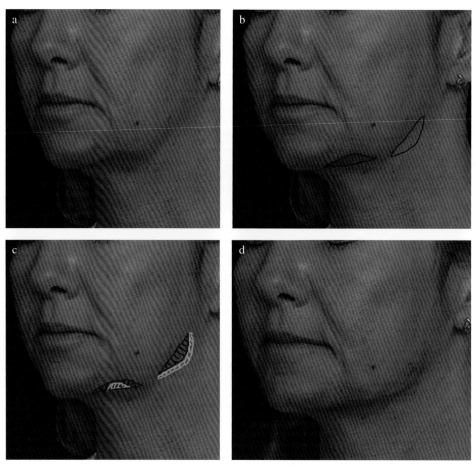

图9.8 **a.** 对下颌线进行容量恢复治疗之前的外观。**b.** 标注出注射计划。进行下颌前沟的下部填充，使其下降到下颌和下颌尖的水平，形成一条直线的下颌线。通过填充描绘的三角区来定义下颌角，将填充的容量逐渐堆积到下颌下垂的后缘。**c.** 注射技术和层次。绿色表示常常在更浅的皮肤处进行注射的地方，包括下颌韧带（在下颌前沟的顶点）和下颌角的轮廓。通常在这些区域使用线性注射技术。蓝色表示用于填充剩余的下颌前沟和外侧下颌线的更深层的皮肤注射。通常使用连续穿刺注射技术进行。**d.** 在下颌前沟和外侧下颌线注射透明质酸填充剂（总共使用了3mL）后，求美者立即呈现出均匀的"曲棍球杆"形状下颌线的效果（Photo courtesy of Glasgold Group Plastic Surgery.）

加剧，下颌角的缺失会进一步增加。针对这种情况，下颌角需要更多的注射剂量，另外还需要进行浅层注射，以增加下颌线下方阴影，补足下颌线。使用Restylane Lyft或Voluma等填充剂以钝针注射，可以很好地实现深层的填充。对于塑造表面轮廓和阴影所用的注射填充剂和技术的选择，则更取决于皮肤厚度及注射阻力。较薄的皮肤更容易增加容量和塑形。因此，可以使用单一材料（Restylane Lyft、Voluma或Restylane Defyne）以钝针进行注射，以增加容量并塑造下颌角。较厚的皮肤更具挑战性，因为其具有抵抗变形和塑形的特性。为了获得所需的容量，需要使用更多的填充剂，并且更难以塑造下颌侧缘所需的阴影。较厚的皮肤通常最适合使用联合方法，即皮下使用钝针注射Lyft或Voluma，真皮内使用锐针注射Restylane塑造浅层形态。与上述需要塑造完整下颌侧缘的求美者不同，还有一种求美者，下颌角清晰，但在下颌下垂区与下颌角之间存在间隙（图9.1）。这些求美者通常较容易治疗，只需用较少容量精确填补间隙即可。这里可以更灵活地选择填充剂。我们在这类求美者中更喜欢使用Restylane填充剂，因为它具有更精确的特性，不太亲水且足够薄，如果需要的话，也可以注射在真皮层，以塑造精确的轮廓线。可以使用钝针或锐针进行注射。总体而言，锐针具有更高的精确度，使用

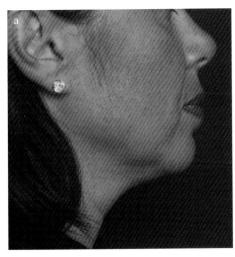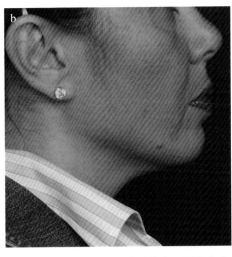

图9.9 治疗口角下垂纹（嘴角纹）。**a.** 治疗前的照片。**b.** 治疗后的照片，显示通过单独填充下颌前沟获得的效果。对于双侧治疗，使用了1.5mL的羟基磷灰石钙。评估结果显示填充下颌韧带几乎没有阻力，从而可以进行适当的矫正。还展示了降低下颌前沟处下颌线高度如何隐藏下颌下方的丰满度，呈现出改善了下颌下方轮廓的外观（Photo courtesy of Glasgold Group Plastic Surgery. ）

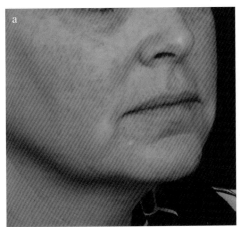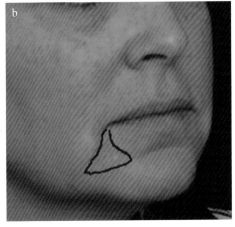

图9.10 **a.** 口角下垂纹描绘了下颌垂的前缘。应该恢复下颌下垂前缘自身的容量损失，并且还应该在前内侧填充侧面下颌凹陷，以呈现平滑的轮廓。**b.** 图中标记了计划进行注射的位置（Photo courtesy of Glasgold Group Plastic Surgery. ）

更少的填充剂可产生更明显的效果，但可能会出现淤青或不规则情况。

唇下颌褶皱（LMF）通常称为"木偶纹"，从嘴角开始，沿着下外侧方向延伸到下颌线。这个区域特别容易引起求美者的关注，他们会发现自己的嘴角下垂了。LMF标志着下颌下垂区的前界，随着年龄增长，LMF加深，突出了下颌下垂的表现。LMF中的容量缺失通常也伴随着颏部外侧上方、颏唇沟外侧的容量缺失。通过在LMF深层和前部注射填充剂，可以达到最佳效果，从下颌下垂区到颏部侧方形成平滑的轮廓（图9.10）。在这个区域，首选HA填充剂进行注射可以提供完美且精确的容量修复。与其他区域一样，真皮内注射可以消除皱纹（图9.11）。

注射开始时先标记填充区域。标记的是LMF以及LMF内侧的三角形容量减少区（图9.10）。局部外敷麻药。在这个区域，适合使用锐针以连续点状技术（serial puncture）注射或用钝针注射。应在真皮中层到深层进行注射，特别是在LMF的内侧浅层，注射层次过浅更有可能导致持续性红斑或蓝色斑

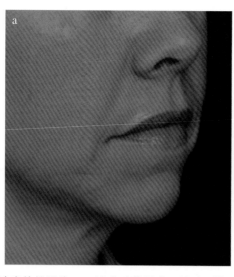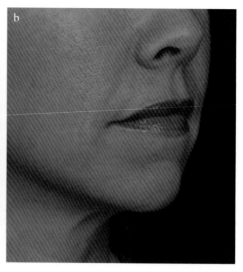

图9.11 **a.** 治疗前的照片。**b.** 治疗后的照片，展示了填充口角纹的效果，从下颌下垂区到颏部形成了平滑的轮廓线（Photo courtesy of Glasgold Group Plastic Surgery.）

（丁达尔效应）。矫正这个区域，平均每侧通常需要0.3～0.5mL的HA。重要的是只在LMF处或LMF内侧注射，因为注射到LMF外侧会使下颌下垂更严重，影响LMF的外观。矫正后，用纱布和凡士林轻柔地按摩该区域，以确保获得平滑的轮廓。效果可持续9～12个月。对于非常关注口角下降的求美者，辅助使用肉毒毒素注射松解降口角肌（DAO），每侧注射2～4U，可以增强LMF填充的效果。注射点位位于DAO的下部，下颌骨的前部，以防止意外松解口轮匝肌。在注射肉毒毒素之前，嘱求美者展示下牙齿，收缩DAO以确定其位置。

颏部

与颏部相关的求美者主诉问题包括颏部突出程度和轮廓。小颏（颏部后缩）甚至在较年轻的求美者中都是一个常见的主诉问题；但是，骨骼和软组织的年龄相关容量损失可能会暴露或夸大长期存在的颏部后缩问题。颏部肌肉频繁活动，其上软组织容量损失，皮肤弹性降低，这些共同导致了颏部的轮廓变化。颏部表面轮廓的变化通常呈现"橘皮样"外观，在下面部，"橘皮样"外观是衰老的重要标志。

注射填充剂在矫正颏部凸度方面有一定的作用。但假体移植术仍然是丰下颏的黄金标准。这些移植物有着长期使用的历史，功效已被证实，能提供可预测和安全的长期效果。注射填充剂在改善颏部凸度方面拥有局限性，因为持续时间有限，另外如果不使用大量填充剂，难以获得明显的改善效果。注射填充剂的优势在于，能为正在考虑移植手术或不想接受手术的求美者展示丰下颏的效果，以及能精确地调整颏部不规则或不对称性（图9.12）。

由于注射治疗能达到的凸度有限，这种治疗通常适用于颏部后缩程度较小的求美者。

治疗开始时，标记将要注射的区域。如果改善凸度是主要目标，那么标记出颏部中央区，并计划向下颌前沟侧缘延伸，以模拟扩展解剖移植物的效果。相邻的颏部侧方凹陷，即从LMF到颏唇沟的区域，也可以注射。如果要矫正"橘皮样"皮肤纹理，那么标出涉及的区域，通常是颏部中央区。然后根据需要涂抹局部麻醉剂。通常情况下，预混了利多卡因的填充剂是可以耐受的，不需要另外注射利多卡因，但对于非常敏感的求美者可能会需要注射利多卡因。

要改善颏部凸度可以注射透明质酸填充剂或Radiesse。在我们的实践中，我们更喜欢注射偏硬的透明质酸填充剂（如Restylane Lyft或Voluma）来改善凸度，注射偏软的透明质酸填充剂（如Restylane Refyne和Juvederm Ultra）来解决表面不规则情况。无论目标如何，透明质酸填充剂都可以使用连续点状技术或线性技术以钝针注射。在矫正"橘皮样"外观方面，透明质酸填充剂应均匀注射在所涉及的真皮层中。临床上，这种对表面轮廓的改善效果是在一个进行注射丰下颏的求美者中偶然发现的（图9.13）。在此之前，解决表面不规则的主要治疗方法是向颏肌注射肉毒毒素（2~4U）。为了最大限度地改善轮廓，可以联合使用肉毒毒素和填充剂治疗，这样可以获得持续9个月或更长时间的效果。

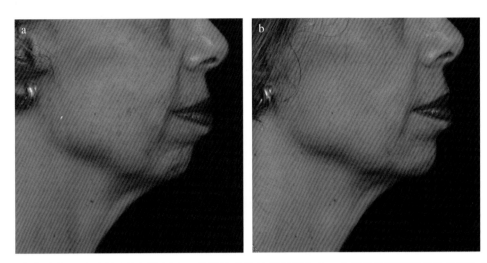

图9.12 **a.** 这位求美者展示了明显的颏部短小，是假体移植的理想候选人。求美者希望采用非手术解决方案，并且只需要轻微增加下颏的凸度。**b.** 治疗后2个月的结果，使用了总共2mL的Lyft和1mL的Restylane填充前颌、嘴角纹、侧面下颌凹陷和下颌前沟（Photo courtesy of Glasgold Group Plastic Surgery.）

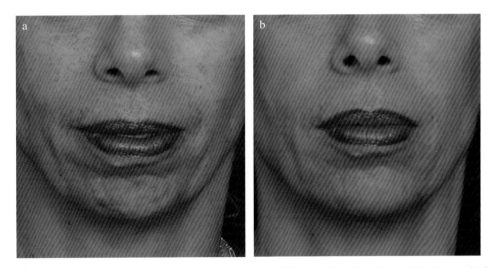

图9.13 **a.** 求美者（也可以在图9.12a和b的侧面中看到）展示了明显的下颌"橘皮样"外观变化。**b.** 在受影响区域进行皮肤注射改善了皮肤质地。这种效果是在不使用肉毒毒素注射至下颌肌肉的情况下获得的，但是可以通过联合注射肉毒毒素进一步改善（Photo courtesy of Glasgold Group Plastic Surgery.）

嘴角纹（吸烟纹）

下唇垂直皱纹困扰许多求美者。除了遗传和一般的衰老因素外，吸烟和光老化在嘴角纹的形成中起着重要作用。吸烟会导致口轮匝肌反复运动，通常会加重嘴角纹的出现和恶化。这些皱纹通常从唇红边开始，深度和长度各异。下唇嘴角纹通常比上唇的程度低，但如果存在的话，两个区域应同期治疗。

透明质酸填充剂是矫正嘴角纹和容量损失的主要治疗方法。在局部使用麻药之前，最好用细尖的笔标记出每条深层嘴角纹。推荐在每一条深层嘴角纹处进行透明质酸填充剂的浅表层线性注射。此层次注射应该可见针头形状，针头与皮肤表面之间只有一层薄薄的组织。此外，在下唇唇红缘进行线性注射可以在整个下唇长度上减轻嘴角纹，优先选择线性穿线技术。选择适当的填充剂很重要。在我们的实践中，我们更喜欢使用较软的透明质酸填充剂，如Restylane Refyne、Silk和Volbella。口周区的效果维持时间通常短于面部其他区域，但仍然可以持续达9个月。

颏唇沟

颏唇沟是下唇与颏部之间的凹陷。它呈双曲线形状，通常在侧颏部结束。随着年龄的增长，颏唇沟会加深，对一些求美者来说可能会成为困扰。

可以通过注射填充剂来矫正和改善颏唇沟，并且，改善颏唇沟也有助于展开下唇和延长下庭（下1/3面部）。如果存在深而清晰的皱纹，则更适合进行透明质酸填充剂的浅表层注射。使用线性穿线技术进行深层真皮注射Juvederm Ultra或Vollure和Restylane Defyne来"展开"颏唇沟方面效果良好。颏唇沟的深凹处可以注射较硬的透明质酸，如Juvederm Ultra Plus或Restylane Defyne来进行矫正。通常，矫正这个区域需要0.5～1mL的透明质酸填充剂。

注射后的护理和并发症管理

注射透明质酸填充剂后，应使用酒精清除皮肤标记。建议涂抹优色林软膏、山金车花凝胶或保湿护肤品，并进行轻柔而稳定的按摩，以消除可触或可见的结节。可以使用冰袋冰敷以减轻肿胀和淤血。如果出现淤血，可能需要最多7天才能完全消退，治疗后2h可以化妆。

注射后皮肤即刻会出现红斑。这种红斑在24h内显著减轻，但可能持续1周。在极少数情况下，特别是浅表层注射，轻度红斑可能会持续存在。视红斑的严重程度和求美者的耐心决定是否进行干预。目前可以成功减少持续性红斑的干预措施：一是针对治疗区域的强脉冲光治疗；二是注射透明质酸酶溶解透明质酸来改善外观。

指导求美者不要按摩治疗区域。如果注射后1周仍然有可见的不规则情况，求美者非常担心，可以轻柔按摩治疗区域。填充剂可被触及，这是正常的和预期之内的，随着时间的推移会变软；但可触及的程度与效果的持久性无关。求美者在注射后3～4周安排复诊，评估效果并确定是否需要再次注射。复诊还有助于对求美者的注射后效果进行摄影记录。如果复诊时存在轻度可见的不规则情况，按摩可能会使外观更加平滑。如果不规则情况持续存在，可以注射透明质酸酶以消除皮肤凸起。透明质酸酶的浓度为75U/mL，每次注射5～10U。

注射治疗极少发生感染。极少数情况下，在注射后6周观察到红斑、硬结和炎症的延迟发生（图7.17），无明显痛感，这符合非结核杆菌感染的表现，也可能很容易被误认为是Ⅳ型（迟发性超敏）炎症反应，但局部使用糖皮质激素无效。建议口服大环内酯类抗生素（如阿奇霉素）1~2周，可使感染完全消退[4]。

自体脂肪移植

通过作者对自体脂肪移植（AFT）在下面部的经验表明，AFT在特定部位可以取得良好的效果。对于下颌线的矫正，特别是下颌前沟和下颌角，自体脂肪移植效果非常好。对于下颌侧缺失较大且需要较多填充剂的求美者来说，它是一个有吸引力的选择。自体脂肪能提供长期效果，但由于淤青和肿胀，治疗后需要更多的恢复时间。颏部的自体脂肪移植对于较小程度的改善有显著效果，但假体移植往往具有更好的效果，并能提供可预测的长期效果。在下面部的其他区域，如木偶纹（LMF），可以使用自体脂肪移植进行改善，但如果想要非常精确和完全改善，注射透明质酸填充剂通常是更好的选择[5]。

结论

在下面部的容量修复中，注射填充剂提供了持久优秀的效果，恢复时间也较短。每个下面部区域都有特定的技术和填充剂，已经证明具有持久且良好的效果。求美者在适当的期望下对填充剂注射可以获得很高的满意度。这些微创治疗可以很好地取代外科手术，或可以与外科手术同期进行。

参考文献

[1] Mendelson BC, Freeman ME, Wu W, Huggins RJ. Surgical anatomy of the lower face: the premasseter space, the jowl, and the labiomandibular fold. *Aesthetic Plast Surg* 2008;32(2):185–195.

[2] Reece EM, Rohrich RJ. The aesthetic jawline: management of the aging jowl. *Aesthet Surg J* 2008;28(6):668–674.

[3] Lam SM, Glasgold MJ, Glasgold RA. *Complementary Fat Grafting*. Philadelphia, PA: Lippincott, Williams & Wilkins; 2007.

[4] Narins RS, Jewell M, Rubin M, et al. Clinical conference: management of rare events following dermal fillers: focal necrosis and angry red bumps. *Dermatol Surg* 2006;32(3):426–434.

[5] Glasgold MJ, Lam SM, Glasgold RA. Autologous fat grafting for cosmetic enhancement of the perioral region. *Facial Plast Surg Clin North Am* 2007;15:461–470.

[6] de Maio M, Wu WTL, Goodman GJ, Monheit G. Facial assessment and injection guide for botulinum toxin and injectable hyaluronic acid fillers: focus on the lower face. Alliance for the Future of Aesthetics Consensus Committee. *Plast Reconstr Surg* 2017;140(3):393e–404e.

10

丰唇

Mary P. Lupo and Amanda A. Lloyd

简介

一张年轻的脸有几个显著的特征：光滑的皮肤、没有皱纹或肤色改变、中面部的容量饱满、下面部不下垂，以及饱满、边界清晰的唇部（图10.1）。随着年龄的增长，皮肤组织容量和骨量的减少，脂肪组织的重新排列和（或）减少，以及牙列的变化共同导致了唇部和口周单位出现变化[1–3]。

老化的唇部容量减少，导致可见的唇红缩小，使唇部在正面看起来较薄。此外，随着时间的推移，唇珠和丘比特弓的凸度和清晰度下降，唇部的轮廓变平。光老化和口轮匝肌的终生重复的收束性运动引起了口周纵向皱纹，也称为"口红线"（图10.2）。在下面部和唇部的年轻化治疗中，所有这些因素都必须得到评估和矫正。本章将讨论重塑唇部和使唇部年轻化的方法。

解剖学结构

为了讨论的目的，我们必须首先描述和讨论口周单位的命名法和解剖学结构。当评估唇部年轻化时，必须评估整个口周，以便保持面部比例自然。唇部由两部分组成，即黏膜唇和皮肤唇。黏膜唇是唇部的粉红色部分，皮肤唇是唇部的皮色部分，此部分唇有角化上皮。两部分在唇缘处交汇（图10.3）。迷人的唇部有清晰的边缘。因此，在唇缘处的注射，一定是去塑形，而不是去增容，以防止唇部向内卷。此外，自然年轻的唇部有一个美丽的形状，这是由黄金比例[4–5]定义的。

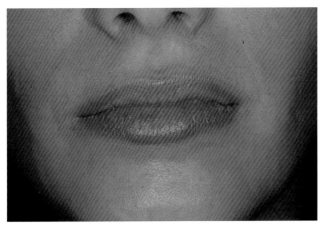

图10.1 24岁的唇部，饱满，有型，有年轻感的唇周亚单位

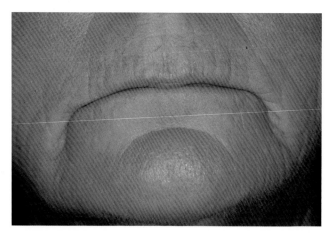

图10.2　72岁唇部老化，表现为唇部容量的减少和形状的变化，周围皮肤萎缩，唇纹明显，骨容量缺失导致唇部内陷，口周皱纹明显，下颌向前凸

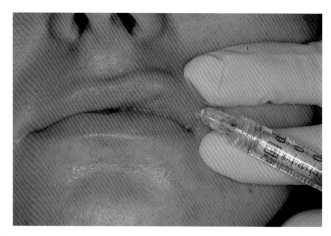

图10.3　注射到唇红唇白交界处

　　莱昂纳多·达·芬奇认为自然美有一个特定的比例。这个比例被定义为神圣比例或黄金比例，当遵循这个比例时，面部就会呈现出自然美。这个黄金比例是1.618：1，称为Phi[4-5]。这个比例适用于整个面部，包括唇部。理想情况下，上黏膜唇比下黏膜唇小，遵循黄金比例1：1.618[4]。当上唇矫正过度时，就会产生一种不自然的唇形，还会呈"鸭嘴样"外观。双侧口角之间的长度与从口角到下颌角的长度的比例，也应遵循1.618：1的黄金比例，这是最佳的唇部结构美学[4]。

　　黏膜唇有些重要的解剖学结构。干湿交界是口腔内黏膜与外部可见的粉红色唇部的交界处（图10.4）。自然年轻的唇部有称为结节的起伏和凸起（图10.5）。典型的上唇有3个唇结节：中间一个，两侧各一个。下唇在中线两侧各有一个。注射时应该保持这种解剖学结构，以防止出现不美观的"香肠样"外观（图10.6）。上黏膜唇有两个重要的结构，衰老过程中它们会逐渐萎缩，因此对它们的评估和恢复很重要，这两个结构是人中嵴和丘比特弓。人中嵴是穿过上皮肤唇的凸起，从鼻小柱的外侧延伸到丘比特弓的顶部。丘比特弓是上唇的这两个唇峰之间沿着红色边界的区域。

　　口角是口唇的交汇处，通常是最先出现容量缺失的部位之一。从口角处往下延伸的是颏唇沟，颏唇沟从口角延伸至下颌缘，这个区域的容量缺失会产生"木偶纹"。

　　口周区血管丰富。面动脉穿过咬肌前方的下颌缘进入面部[3]，它从口角处分出唇上动脉及唇下动

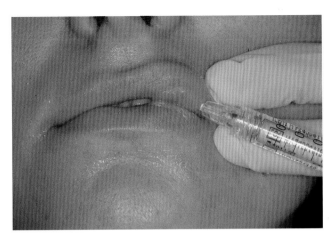

图10.4 针头放置在干湿交界处，以达到容量充盈的目的。注射在肌肉层

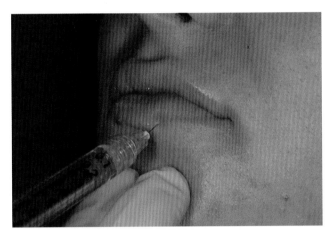

图10.5 注射下唇珠，达到塑形目的

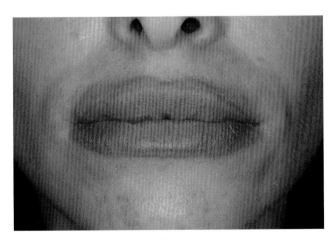

图10.6 唇部注射过量会导致唇部比例缺失和"假脸"的外观

脉。这两条动脉走行于黏膜唇，在口轮匝肌的深层、黏膜的浅层。面动脉在分出唇上动脉后继续往上走行，此时更名为角动脉。角动脉从鼻翼下沟/梨状窝沿鼻旁延伸。它从梨状窝深层开始向外走行，在上行至内眦过程中变得更浅。在这个区域角动脉与鼻背动脉吻合，鼻背动脉是眼动脉的分支。这就形成了颈外动脉和颈内动脉的吻合。

随着时间的推移，我们的皮肤和面部受到环境的影响以及衰老的自然变化。鼻到上黏膜唇的距离由于鼻唇区和梨状窝的骨骼与真皮容量缺失而变长。上颌骨和牙列向后退缩，导致皮肤唇和黏膜唇失去支撑，因此增加了口周纹，也进一步加重了鼻唇沟（NLF）[1-2]。此外，颧脂肪垫向下移位，增加了NLF的厚度[1-2]。上黏膜唇也失去容量并向内卷，变得小而薄。最终的结果是黏膜唇显露的粉红色区域逐渐减少。

下唇到颏下点的距离因下颌骨、牙槽嵴和牙列的磨损而缩短[1]。这导致下颌向前突出，整个嘴巴相对内陷，牙齿缺失的情况下尤为突出。皮肤失去支撑，颈阔肌从其位于口周肌肉、面颊部真皮层、下颌边缘处的浅层插入点开始松弛。由于这些变化，下颌看起来变宽了，下颌下垂，进而导致了口角下垂，形成了木偶纹，下颌骨和颈部之间失去了清晰的界限[1]，下颌下腺的下垂加重了下颌下垂，也让下颌线更模糊。

环境因素，如吸烟、过度吹口哨、脸朝下睡觉、使用吸管喝水、频繁地噘嘴或者咀嚼，这些都会导致口周纵向皱纹的形成，"口红线"加重，还会加速口腔周围区域的容量流失。紫外线辐射被口周皮肤吸收，破坏了真皮层，尤其是胶原蛋白和弹性蛋白。最终，真皮正常组织被日光性弹力纤维变性组织取代，这进一步加重了容量流失、皱纹，还加重了皮肤的"鹅卵石"样外观，因为表皮失去了真皮的支撑。不良的牙列和骨质流失也会加速口周的容量流失，因此增加了早期的皱纹以及皮肤松弛。最后，重力加重了上述所有的衰老情况。

注射方法

干湿交界区对于唇部的容量恢复是最重要的，因为使用正确的技术可以将唇部外翻，让可见的唇部看起来更饱满。针头斜面朝上、稍弯曲，可以更有效地将填充剂注射到浅层，用更少的填充剂将唇部向外拉。从干湿交界区增容时，要重塑唇结节，上唇3个结节，下唇2个结节，使唇部产生自然的起伏。注意保持1∶1.618的黄金比例，下唇比上唇厚。注射后立即进行轻柔的按摩，可使注射效果保持平滑（图10.7和图10.8）。

容量恢复的最佳注射层次是黏膜下层。向更深层的肌肉层注射，会增加并发症的风险，因为这是唇上动脉和唇下动脉所在的层次。增加饱满度很重要，然而，仅仅扩大唇部容量并不能达到年轻化的效果。

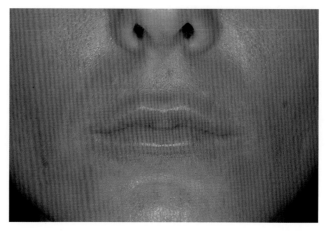

图10.7　32岁光老化术前照片

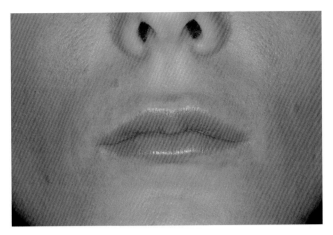

图10.8　重塑和恢复唇部形状、填充鼻唇沟，使用0.8mL透明质酸填充剂矫正口周皱纹

　　如果单独注射唇红部分，会将唇部向内卷起并减少求美者想要的粉红色部位。更糟糕的是，仅对唇红部分进行过量注射，而没有丰盈唇体，可能会导致"鸭嘴样"外观。如果上唇唇白出现真皮萎缩和人中变平，或口轮匝肌过度活跃，并且注射时没有控制口轮匝肌的过度活动，则更有可能发生这种情况。这种情况再次说明，要针对口周整体进行年轻化治疗，而不仅仅是为唇部增容（图10.9和图10.10）。理想情况下，为了进行唇红的矫正，要将填充剂注入真皮层下方的潜在空间。当在这个层次注射时，填充剂沿着边界分离，不会出现结节，并且只需要注射很少的剂量。然后通过从每个丘比特弓的峰顶向鼻小柱的侧面注射来重建人中。这种注射是在皮下层进行的，它可以提供提升效果。两侧人中嵴注射后，可以通过在每个人中嵴的两侧放置棉签来根据需要塑形。通常，丘比特弓的峰顶需要注射少量的填充剂来重建峰顶。如果上皮唇有明显的真皮损失，则必须填充容量为黏膜唇提供支撑。这可以通过使用钝针扇形平铺来实现。注意不要过度丰盈而拉长上唇，因为这也会导致"猴唇样"外观。通常，上唇皮肤胶原蛋白严重缺失的求美者会出现垂直的唇线，即"口红线"（唇纹）（图10.11～图10.14）。对于这些求美者，可以同时解决真皮萎缩和唇纹问题。口红线采用非常浅表的连续穿刺注射技术进行治疗。注射后，应出现"毛毛虫样"改变或皱纹肿胀。如果发生这种情况，说明您已到达正确的治疗终点。注射是在真皮浅层的水平进行的，如果求美者需要使上皮唇丰盈，则需要在真皮中部增加一些容量。具有明显唇纹和日光性弹力纤维组织变性的求美者仅用填充剂填充这些纹路并不能获得最佳效果，但在唇部填充之前进行真皮表层的注射会获得更好的效果。

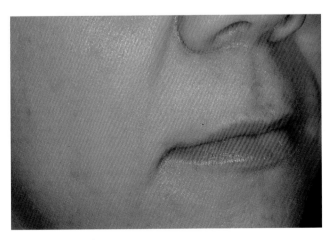

图10.9　唇部变平以及上唇拉长和变平的侧位照

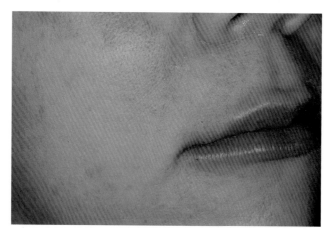

图10.10 将0.5mL透明质酸注射到唇部、鼻唇沟和丘比特弓以突出唇部并缩短鼻子到上唇的距离

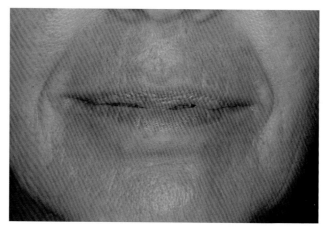

图10.11 一位55岁的女性，唇部丰满，但严重的日光性弹力纤维组织变性导致出现明显的唇纹

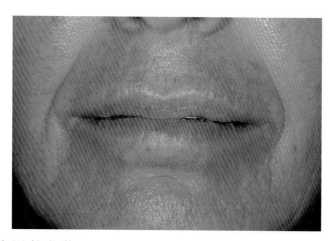

图10.12 仅将0.8mL透明质酸注射到唇体后

　　嘴角通常需要真皮填充剂，以减少因容量缺失而导致的下垂，并增加粉红色黏膜唇的部位。此外，在嘴角下方和侧面注射填充剂支撑嘴角凹陷并减少木偶纹（图10.15）。如果容量缺失严重，则沿着唇颏皱襞、木偶线和下颌前沟（位于颏外侧缘的下颌骨外侧）的容量补充也是必要的。下颏皱襞在真皮层进行注射，可以使用扇形注射技术。填充下颌前沟是通过均匀间隔为0.1～0.2cm分块注射在骨

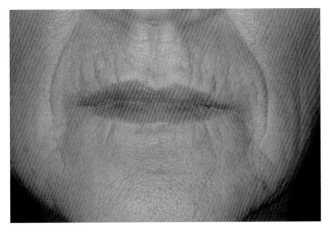

图10.13 一位59岁的女性，皮肤老化程度较严重，但口周纹更深

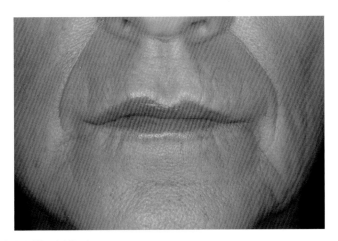

图10.14 使用0.8mL透明质酸注射口周纹后

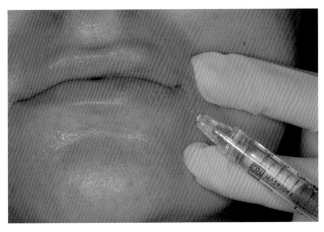

图10.15 注射嘴角侧面以支撑并提升嘴角

膜上，就在下颌骨的正上方。如果不知道注射的位置，可以用拇指和食指挤压来刺激皮肤。这会在皮肤上产生褶皱，即容量缺失最严重的一块区域。通常，如果口角联合处需要补充容量，那么下颌前沟也需要补充容量，解决这两个问题会产生最自然的效果。在女性下颌和下颏区注射时，尤其重要的是要避免过量注射，以免使下颌变方形、下脸变宽，从而使面部外观更加男性化。由于口周区域血管丰

富，所以每次注射都要进行回抽。特别要密切注意解剖学标志，包括咬肌的前缘，这是面动脉穿过下颌缘进入面部的位置。

注射材料

多年来，牛源胶原蛋白被注射到唇部和唇部周围效果很好，但是持续时间较短。2003年，人源胶原蛋白出现了，它的优点是不需要做过敏试验。透明质酸（HA）填充剂成为唇部注射的主要填充剂，直到今天都是如此。有些填充剂，如羟基磷灰石钙和聚左旋乳酸，由于容易产生结节和出现肿块，不推荐在唇部使用（图10.16）。此外，聚甲基丙烯酸甲酯（PMMA）带有美国食品和药品监督管理局（FDA）标明，是注射唇部的禁忌证。

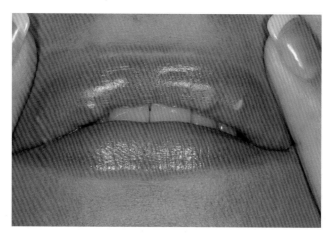

图10.16　注射羟基磷灰石钙丰唇2年后出现结节。3年后结节消失

透明质酸

在撰写本文时，HA填充剂是最安全、最通用、最耐用的唇部注射填充剂。它们有很高的求美者接受度和受欢迎程度，有些还是有FDA认证的丰唇、口周年轻化填充剂[6]。

透明质酸填充剂是首选的，因为它们是有柔韧性和流动性的。如果有求美者不满意或发生不良事件[7-8]，可以使透明质酸酶进行溶解。HA填充剂可注射到所有层次：皮肤、皮下和肌肉（图10.17和图10.18）。皮肤注射一定要小心，以防止产生结节、淤青，甚至出现丁达尔效应[9]。但这些可以很容易地通过划伤皮肤和挤压填充剂来矫正。有一些透明质酸填充剂，如Restylane Silk（Galderma s.a.，瑞士洛桑），是专门为浅层注射而配制的，不会引起丁达尔效应。

值得注意的是，虽然丰唇和面部年轻化治疗非常流行，而且很多填充剂是HA，但只有4种填充剂有FDA认证。有FDA认证的4种填充剂是2016年的Volbella（Allergan, Irvine, CA, USA），2015年的Juvederm Ultra XC（Allergan, Irvine, CA, USA），2014年Restylane Silk，2012年Restylane-L（Galderma s.a, 洛桑；瑞士）。此外，除Restylane-L外，所有填充剂都将口周区作为FDA说明书内适应证。执业医师使用FDA批准的产品进行"说明书内"和"说明书外"的唇部注射。因此，基于多年使用牛源和人源胶原蛋白的经验，它被认为是有效和安全的HA填充剂[10-11]。然而，在使用任何填充剂时，最重要的是选择使用哪种HA填充剂取决于注射的解剖位置和容量的缺失程度。当两者相匹配时，求美者预

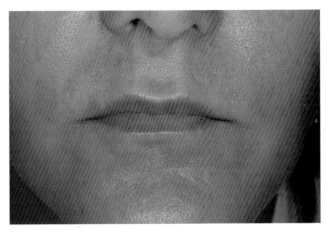

图10.17 将1.0mL透明质酸填充剂注射到唇部之前

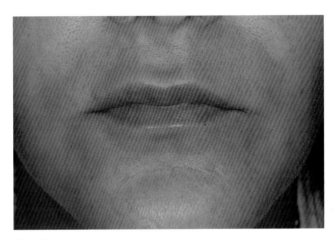

图10.18 注射之后，显示整体自然矫正

后良好、满意度更高，并产生更自然的效果。当解剖位置和容量不匹配时，注射HA填充剂后，会产生不自然的效果，并且出现求美者不满意和并发症的概率会更大。

黏膜唇可以用FDA批准的4种填充剂中的任何一种进行注射。然而，Restylane Silk和Volbella可能不能提供足够的容量。此外，如果存在明显的黏膜唇容量损失，则可以考虑使用Juvederm Ultra Plus XC（Allergan, Irvine, CA, USA）、Vollure（Allergan, Irvine, CA, USA）和Refyne或Defyne（Galderma s.a, Lausanne, Switzerland）。

另外，还可以使用Volbella，Juvederm Ultra XC（Allergan, Irvine, CA, USA）和（或）Restylane Silk、Restylane-L，尽管它是说明书外的。Restylane Silk可以注射在真皮浅层，而不会产生丁达尔效应。因此，它是唇部唇线的绝佳选择。如果口周区需要较大容量的填充，如口腔交界、口角和下颌前沟，则提供更多容量的填充剂有Refyne、Defyne、Vollure、Voluma和Juvederm Ultra Plus XC，尽管其中许多会在这些说明书外的领域使用。

神经调节剂

神经调节剂是恢复口周区活力的必要辅助剂。口轮匝肌是环形肌肉，当微笑时，可以看到口周唇纹及上唇粉红色唇黏膜消失。

　　因此，少量添加神经调节剂，例如注射4U肉毒毒素（Allergan, Irvine, CA, USA）到上皮唇，将显著改善口周细纹，并能加强唇部填充剂的效果和维持时间[12]。此外，在微笑的时候，它还会突出黏膜唇的粉红色部位，通过神经调节剂的作用将减少上黏膜唇内收的能力。少量神经调节剂沿皮下注射在唇红唇白连接处，会改善口周细纹。必须小心、对称地注射。对于嘴部活动至关重要的人，如电视工作人员、歌手和音乐家等，要谨慎注射。

　　在口轮匝肌和提上唇鼻翼肌注射神经调节剂可以治疗"露龈笑"。使用肉毒毒素在上半部每个提上唇鼻翼肌注射2～4U的肉毒毒素，注射于鼻基底部，还会改善鼻唇沟。

　　通过将肉毒毒素注射到口轮匝肌、降口角肌（DAO）可以更好地矫正口角下垂（图10.19和图10.20）[12]。降口角肌是嘴角的天然抑制肌肉，因此用几个单位的神经调节剂放松会导致嘴角上翘。注射降口角肌时必须格外小心，因为肉毒毒素注射不正确会导致微笑时唇部麻痹，且呈现微笑不对称情况。发生这种情况是因为降口角肌内侧是降下唇肌（DLI）。如果降下唇肌注射了肉毒毒素，会导致降下唇活动抑制，无法显示该侧的下牙。未经治疗的对侧降下唇肌将正常侧向下拉，导致微笑不对称。另一种让嘴角上翘的方法是注射颈阔肌纤维。降口角肌和颈阔肌交汇处的下颌衔接处是注射肉毒毒素的最佳位置，需要4～6U的肉毒毒素。注射该区域的第二个好处是，注射神经调节剂可能会让下颌下唾液腺暂时性收缩、下颌缘更清晰。

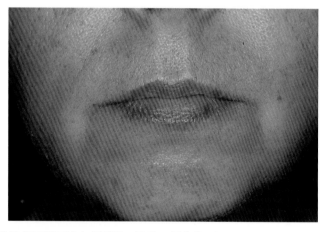

图10.19　治疗前：44岁的求美者下颌区域出现阴影，导致口周老化

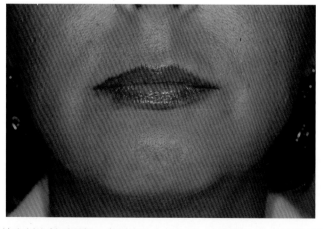

图10.20　将0.8mL透明质酸填充剂注射到唇部、鼻唇沟和木偶纹后，每侧降口角肌注射4U肉毒毒素，并将4U肉毒毒素注射在颏肌中，以放松颏肌紧张并注射填充剂

并发症

淤青是丰唇最常见的并发症（图10.21）。可以让求美者在注射前停用血液稀释剂和抗凝血剂。然而，如果求美者因为疾病原因，医生规定他们不可以停止使用抗凝剂，将会导致脑血管或心血管疾病的风险[13]。阿司匹林如果作为预防性药物应在注射前至少10天停用，但如果是在医生的处方下，则不应该停药[13]。维生素E、鱼油、人参、银杏叶、大蒜、冬葵、小白菊和许多其他草药已知会增加淤青，这些药物应在注射前至少1周停止使用。如果发生淤青，通常可以用口红遮盖，尤其是当注射途径是通过黏膜而不是皮肤时。

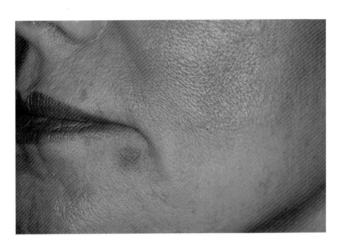

图10.21 经皮注射到唇部后出现轻微淤青

治疗后使用冰袋冰敷和按压患处，以及使用治疗淤青的药膏或山金车酊，可能是有效的加速淤青恢复的方法[14-15]。随着激光技术的进步，激光如脉冲染料激光、强脉冲光、脉冲磷酸钛钾（KTP）532等1064nm的长脉冲Nd∶YAG可用于处理淤青以加速恢复。Jean Carruthers博士发明了一种叫作"向前推"的技术，可以通过使用填充剂将小血管推开针头，减少组织创伤和淤青[17]。作者还将针尖对准斜面边缘，以进一步减少组织撕裂和创伤。也可以使用钝针，这对组织的创伤性更小并且可以将血管推开。最后，采用缓慢的注射速度和较少量的注射已被发现可以减少淤青[18]。如果动脉被划伤，可能会出现血肿（图10.22），在唇部注射中更为常见，因为黏膜内没有坚硬的组织来施加压力[19]。如果严重的，可能需要消除血肿，但它们通常不会留下后遗症。

在口周操作时，通常建议预防单纯疱疹，因为注射造成的创伤可能会重新激活单纯疱疹病毒[7]。注射前必须询问求美者是否有唇疱疹或发热、水疱病史。

减轻疼痛的技术对求美者的当即注射和未来再次注射至关重要。一个留住求美者并让他们转介朋友来治疗的最好方法之一就是改善求美者的疼痛感。冰敷、神经阻滞、通过振动分散注意力、局部麻醉剂、利多卡因与填充剂混合注射等均可减轻求美者的不适感[8,17,20]。为了呈现较好的美容效果，减少或杜绝并发症的发生，良好的疼痛管理是成功的关键（图10.23～图10.25）。

肿胀可在注射后数小时至一天内发生，持续1～4天。注意这一点很重要。无论使用哪一种透明质酸填充剂来丰唇，都可能出现明显的水肿，甚至出现"鸭嘴样"外观。必须充分告知求美者，这些都可能发生，并保证肿胀将在1～4天消退。适当设定求美者的期望是丰唇注射的一个重要方面，可获得

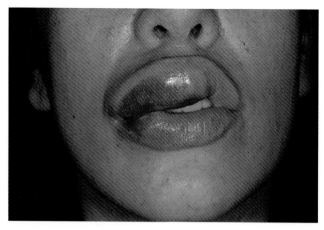

图10.22 注射后2h出现严重血肿，可能是动脉损伤造成的

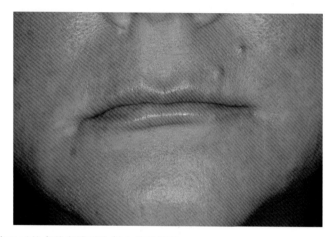

图10.23 图10.4和图10.5中显示的求美者接受注射之前的照片

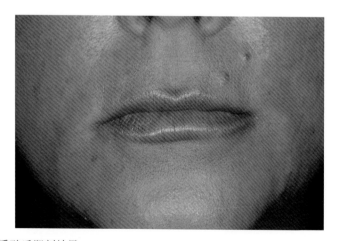

图10.24 注射0.8mL透明质酸后即刻效果

较高的求美者满意度。特异性血管水肿也有报道[21]。避免吃盐和仰卧，头几个晚上可用2~3个枕头抬高头部，但避免肿胀的最好方法是避免过度矫正和过度按摩。也可以口服或肌内注射糖皮质激素[7-8]。

如前所述，浅表层注射HA填充剂会导致结块、结节和丁达尔效应[9]。肿块和隆起也是由于解剖位置和填充剂不匹配所致，轻微的肿块可以用按摩治疗。对于持续性较浅层的肿块，切开肿块并挤压是最佳的治疗方法。透明质酸酶是治疗深层结节和肿块，以及过量填充、术后不对称的首选调整方法。这些通常是非医师注射者注射的结果，不对称可以通过注射更多的填充剂进行矫正（图10.26和图10.27）。

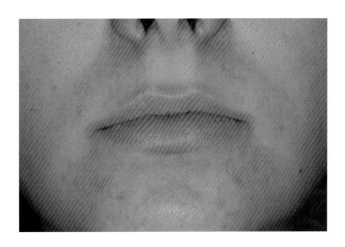

图10.25　治疗后8个月

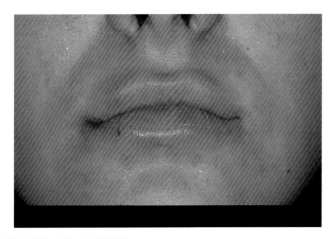

图10.26　非医师注射者注射透明质酸的不对称结果

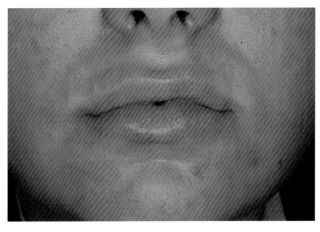

图10.27　使用0.8mL透明质酸填充剂矫正后

有报道称，注射透明质酸丰唇会导致肉芽肿[22-27]。需要注意的是，肉芽肿不同于结节，因为肉芽肿有炎症成分，而结节不存在炎症成分[28]。这些通常发生在注射后2～11个月[24-25]（图10.28）。可以注射透明质酸酶溶解[29]。还有文献报道建议热敷，切开引流，局部注射曲安奈德和5-氟尿嘧啶，以帮助加速肉芽肿消退[28,30-31]。此外，还可见注射半永久性或永久性填充剂后出现炎性肉芽肿的。这些肉芽肿的治疗方法与注射透明质酸引起的肉芽肿类似，包括热敷，局部应用透明质酸酶、5-氟尿嘧啶和曲安奈德[28,32]。这些导致肉芽肿的病因仍然未知，目前的理论包括使用微穿刺技术进行大容量注射，较小的颗粒尺寸使其易于被巨噬细胞吞噬，颗粒表面不规则，形成生物膜，牙列不良，严重的全身感染和延迟型超敏反应[28]。

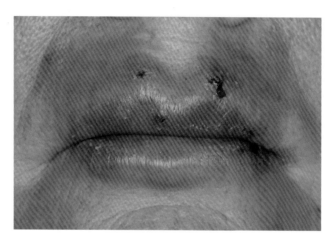

图10.28　墨西哥一名注射未知填充剂的求美者上唇部出现结节

更严重的炎性肉芽肿、注射后不对称和结块，也可能是由于注射非FDA批准用于面部注射的填充剂导致的，但是这些治疗起来更困难，因为注射的填充剂是未知的。然而，一些治疗方法，如局部应用曲安奈德、5-氟尿嘧啶、透明质酸酶，热敷和手术切除已常见于很多文献报道[28,31-32]。

皮肤坏死是一种罕见但可能存在的注射并发症，包括透明质酸填充剂。主要有2种皮肤坏死的原因：一种是填充剂本身或皮内压迫血管出血，另一种是动脉内注射和动脉闭塞[33]。知道征兆坏死的症状是至关重要的，因为如果血管受损，可能出现坏死的典型体征和症状——皮肤变白或变灰、出现网状或带状红斑、疼痛加剧或异常感觉，以及感觉的丧失[33]。如果求美者描述了任何奇怪或不寻常的症状，最好立即停止操作，并且医生要坚持让求美者回诊所做进一步评估。如果预期即将发生皮肤坏死或皮肤坏死已经开始，治疗方法是强力按摩、硝酸甘油软膏外涂、使用阿司匹林、热敷，并用两瓶透明质酸酶注射皮肤坏死区域[33]。有时可以采用多种策略来减少皮肤坏死的风险，包括每次注射前进行回流，每次注射后立即监测皮肤反应，皮肤变白是动脉内注射的征兆，退针时注射，每一针少量注射，缓慢注射。此外，熟悉血管解剖学结构和强烈建议面部年轻化治疗时远离危险区域。

结论

唇部是保持面部年轻化的重要美学亚单位。使用填充剂，如透明质酸可以恢复唇部容量并且达到1∶1.618的黄金比例，保持唇线清晰度和好看的唇形。当在唇部与口周、颏部联合注射填充剂时，同时结合神经调节剂共同注射，可以整体呈现出年轻自然的面部外观，并且可以改善整个下面部的形态。

参考文献

[1] Coleman SR, Grover R. The anatomy of the aging face: volume loss and changes in 3-dimensional topography. *Aesthet Surg J* 2006;26(1S):S4–S9.

[2] Wollina U. Perioral rejuvenation: restoration of attractiveness in aging females by minimally invasive procedures. *Clin Interv Aging* 2013;8:1149–1155.

[3] Prendergast PM. Anatomy of the face and neck. In: Shiffman MA, Di Giuseppe A, eds. *Cosmetic Surgery: Art and Techniques.* Berlin, Heidelberg: Springer, 2013:29–45.

[4] Swift A, Remington K. BeautiPHIcation: a global approach to facial beauty. *Clin Plast Surg* 2011;38(3):347–377.

[5] Rhee SC, Lee SH. Attractive composite faces of different races. *Aesthetic Plast Surg* 2010;34(6):800–801.

[6] Bosniak S, Cantisano-Zilkha M, Glavas IP. Nonanimal stabilized hyaluronic acid for lip augmentation and facial rhytid ablation. *Arch Facial Plast Surg* 2004;6(6):379–383.

[7] Carruthers A, Carruthers J. Non-animal-based hyaluronic acid fillers: scientific and technical considerations. *Plast Reconstr Surg* 2007;120(6 Suppl):33S–40S.

[8] Dover JS, Carruthers A, Carruthers J, Alam M. Clinical use of Restylane. *Skin Therapy Lett* 2005;10(1):5–7.

[9] Hirsch RJ, Narurkar V, Carruthers J. Management of injected hyaluronic acid induced Tyndall effects. *Lasers Surg Med* 2006;38(3):202–204.

[10] Lupo MP. Hyaluronic acid fillers in facial rejuvenation. *Semin Cutan Med Surg* 2006;25(3):122–126.

[11] Sarnoff DS, Saini R, Gotkin RH. Comparison of filling agents for lip augmentation. *Aesthet Surg J* 2008;28(5):556–563.

[12] Carruthers JD, Glogau RG, Blitzer A, Facial Aesthetics Consensus Group F. Advances in facial rejuvenation: botulinum toxin type a, hyaluronic acid dermal fillers, and combination therapies—consensus recommendations. *Plast Reconstr Surg* 2008;121(5 Suppl):5S–30S; quiz 1S–6S.

[13] Alcalay J, Alkalay R. Controversies in perioperative management of blood thinners in dermatologic surgery: continue or discontinue? *Dermatol Surg* 2004;30(8):1091–1094; discussion 4.

[14] Leu S, Havey J, White LE, et al. Accelerated resolution of laser-induced bruising with topical 20% arnica: a rater-blinded randomized controlled trial. *Br J Dermatol* 2010;163(3):557–563.

[15] Kouzi SA, Nuzum DS. Arnica for bruising and swelling. *Am J Health Syst Pharm* 2007;64(23):2434–2443.

[16] Morton LM, Smith KC, Dover JS, Arndt KA. Treatment of purpura with lasers and light sources. *J Drugs Dermatol* 2013;12(11):1219–1222.

[17] Carruthers J, Carruthers A. Hyaluronic acid gel in skin rejuvenation. *J Drugs Dermatol* 2006;5(10):959–964.

[18] Glogau RG, Kane MA. Effect of injection techniques on the rate of local adverse events in patients implanted with nonanimal hyaluronic acid gel dermal fillers. *Dermatol Surg* 2008;34 Suppl 1:S105–S109.

[19] Tamura B. Facial topography of the injection areas for dermal fillers, and associated risks. *Surg Cosmetic Dermatol* 2013;5(3):234–238.

[20] Weinkle SH, Bank DE, Boyd CM, Gold MH, Thomas JA, Murphy DK. A multi-center, double-blind, randomized controlled study of the safety and effectiveness of Juvederm injectable gel with and without lidocaine. *J Cosmet Dermatol* 2009;8(3):205–210.

[21] Leonhardt JM, Lawrence N, Narins RS. Angioedema acute hypersensitivity reaction to injectable hyaluronic acid. *Dermatol Surg* 2005;31(5):577–579.

[22] Fernandez-Acenero MJ, Zamora E, Borbujo J. Granulomatous foreign body reaction against hyaluronic acid: report of a case after lip augmentation. *Dermatol Surg* 2003;29(12):1225–1226.

[23] Saylan Z. Facial fillers and their complications. *Aesthet Surg J* 2003;23(3):221–224.

[24] Ghislanzoni M, Bianchi F, Barbareschi M, Alessi E. Cutaneous granulomatous reaction to injectable hyaluronic acid gel. *Br J Dermatol* 2006;154(4):755–758.

[25] Andre P. Evaluation of the safety of a non-animal stabilized hyaluronic acid (NASHA—Q-Medical, Sweden) in European countries: a retrospective study from 1997 to 2001. *J Eur Acad Dermatol Venereol* 2004;18(4):422–425.

[26] Shafir R, Amir A, Gur E. Long-term complications of facial injections with Restylane (injectable hyaluronic acid). *Plast Reconstr Surg* 2000;106(5):1215–1216.

[27] Alijotas-Reig J, Garcia-Gimenez V. Delayed immune-mediated adverse effects related to hyaluronic acid and acrylic hydrogel dermal fillers: clinical findings, long-term follow-up and review of the literature. *J Eur Acad Dermatol Venereol* 2008;22(2):150–161.

[28] Lemperle G, Gauthier-Hazan N, Wolters M, Eisemann-Klein M, Zimmermann U, Duffy DM. Foreign body granulomas after all injectable dermal fillers: part 1. Possible causes. *Plast Reconstr Surg* 2009;123(6):1842–1863.

[29] Brody HJ. Use of hyaluronidase in the treatment of granulomatous hyaluronic acid reactions or unwanted hyaluronic acid misplacement. *Dermatol Surg* 2005;31(8 Pt 1):893–897.

[30] Lupton JR, Alster TS. Cutaneous hypersensitivity reaction to injectable hyaluronic acid gel. *Dermatol Surg* 2000;26(2):135–137.

[31] Cohen S, Dover J, Monheit G, et al. Five-year safety and satisfaction study of PMMA–collagen in the correction of nasolabial folds. *Dermatol Surg* 2015;41:S302–S313.

[32] Lemperle G, Gauthier-Hazan N. Foreign body granulomas after all injectable dermal fillers: part 2. Treatment options. *Plast Reconstr Surg* 2009;123(6):1864–1873.

[33] Narins RS, Jewell M, Rubin M, Cohen J, Strobos J. Clinical conference: management of rare events following dermal fillers—focal necrosis and angry red bumps. *Dermatol Surg* 2006;32(3):426–434.

11

使用可注射填充剂进行手部增容

Sachin M. Shridharani, Teri N. Moak, Trina G. Ebersole, and Grace M. Tisch

简介

很少有身体部位能像面部那样显著地暴露一个人的年龄。因此在整个美学史上，大量的时间和精力都投入到所有年龄段求美者的面部年轻化治疗上。近年来，人们开始关注身体的另一个具有高能见度和类似年龄揭示特征的区域——手部[1]。因此，手部年轻化治疗已成为一个独立的美学领域，采用多种方式使该区域的外观更年轻[1-2]。

传统上，手部年轻化技术主要集中应用外部治疗方法，皮肤表面重修方式被用作针对手背色素沉着异常、皱纹和日光损伤的主要治疗方法[1-3]。这些方式包括外用药物，例如维生素C、类视黄醇、5-氟尿嘧啶和化学焕肤，以及激光和光疗法，例如强脉冲光（IPL）设备、烧蚀激光和点阵激光[1,3-4]。虽然有效但这些技术将治疗限制在较浅层的皮肤层，并且不能完全矫正手部与年龄相关的变化。解决更深层的皮肤问题来改善容量损失和轮廓，才可以改善求美者的治疗效果。

手部年轻化治疗仍然是一个具有巨大增长和创新空间的领域。自2005年开始使用填充剂来恢复手部容量，在过去10年中越来越受欢迎[1-2]。最近的研究表明，年龄在35～55岁的女性中，有83%的人随着时间的推移注意到手部出现衰老迹象。在这些女性中，大约2/3对非手术手部年轻化治疗感兴趣。此外选择接受治疗的求美者在使用透明质酸（HA）填充剂进行手部年轻化治疗后的满意度很高，认为治疗后的手部看起来更年轻、更有吸引力、更水润[5-6]。本章阐述了注射填充剂在治疗手部软组织容量损失方面的应用。

老化手的特征

年轻的手部拥有健康、充满活力的外观。流畅的轮廓、均匀的肤色，以及没有皱纹等表明皮肤的健康。具有柔软皮肤和健康外观的指甲，手背静脉少甚至没有显示，真皮和皮下组织容量和营养丰富[7-8]。

内在和外在影响都会导致手部老化[1,4]。如Merz分级量表（图11.1）所示，值得具体讨论[9]。

皮肤老化的外在因素有阳光照射或光损伤、环境或化学暴露以及吸烟。这些主要表现为手部表皮层色素异常、表皮变薄，以及与干燥和粗糙相关的纹理变化[1,10]。然而，皮肤老化的内在因素会影响更深层的软组织，导致皮肤弹性下降、胶原蛋白流失、容量减少和真皮血管分布增加，从而导致皮肤变薄、松弛并出现明显的皱纹[1,2]。容量减少主要是手部脂肪减少的结果[10]。脂肪萎缩的进展导致手部结构的变化，例如静脉、肌肉和关节[1,4,10]。骨骼重塑和肌肉萎缩加剧了这一过程，导致老化手出现典型的骨骼化外观[4]。风湿病或皮肤癌等其他潜在疾病也会加速手部的老化[10]。

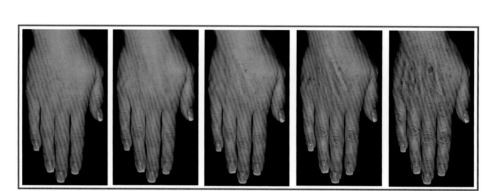

手评分量表

| 脂肪组织无缺失，轻微可见静脉 | 脂肪组织轻度缺失，轻微可见静脉、肌腱 | 脂肪组织中度缺失，可见静脉、肌腱 | 脂肪组织重度缺失，可见静脉、肌腱 | 脂肪组织严重缺失，静脉、肌腱明显 |

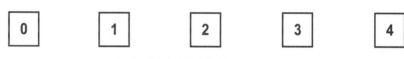

请在适当的方格内打钩，注明您的选择

©2009 Merz Pharmaceuticals

图11.1 用于评估与年龄相关的手背变化Merz分级量表（From Cohen JL, Carruthers A, Jones D, Narurkar VA, et al. A randomized, blinded study to validate the Merz hand grading scale for use in live assessments. *Dermatol Surg*. 2015;41(Suppl 4):S384–S388, by kind permission from Merz Aesthetics.）

手部解剖学结构

手部的解剖学结构可主要分为掌侧手和手背区域。

手掌

掌侧手是一个极其复杂的区域，由对手部功能和感觉至关重要的多层结构组成。虽然这个区域的复杂性超出了本文的范畴，但有几个解剖学结构值得一提。

使用可注射填充剂进行手部增容，手掌接触面的皮肤厚而无毛。与手背较薄的皮肤不同，手掌皮肤含有汗腺，可以为该区域提供内在水分，就在皮肤表层下，人们会发现无数血管和神经分支穿过手腕和手掌，手的血管供应由桡动脉和尺动脉提供，它们在手的浅表层和深掌弓中吻合。掌侧手的感觉神经支配由正中神经和尺神经供应，它们还为前臂近端和手掌远端的手功能肌肉提供运动神经支配。

最后，手的掌侧表面有明显的肌肉腹部和肌腱，这些肌肉和肌腱负责手指弯曲和内在的手部功能。

手背

手背不如手掌复杂。该区域的皮肤较薄，缺乏保持水分的汗腺。血管供应和感觉运动神经支配由一条动脉（桡动脉）和两条神经（桡神经、尺神经）供应。这两个桡部结构位于解剖鼻窝区域，桡动脉在这里发出其最远端的分支，继续作为手背的主要动脉供应。在解剖鼻窝的内侧是桡神经浅支。必须注意不要损伤这些结构，损伤可能导致动脉血栓，导致与神经损伤相关的局部缺血或感觉异常。还应注意尺神经的背侧皮支，因为损伤可能会导致感觉异常。然而，尺神经的背侧皮支比桡浅神经分布更广泛。负责循环流出的强大静脉网络通常在皮肤表层下方可见，手背没有类似于手掌的内在肌肉组织。然而，它确实包含源自前臂肌肉组织的长伸肌腱，负责手指伸展。图11.2～图11.4突出显示了这些手背特征。

手背是注射填充剂的目标区域。因此，必须特别注意皮肤和皮下层，详细了解该区域。如前所述，手背的独特之处在于其皮肤较薄和活动性较强[2]。

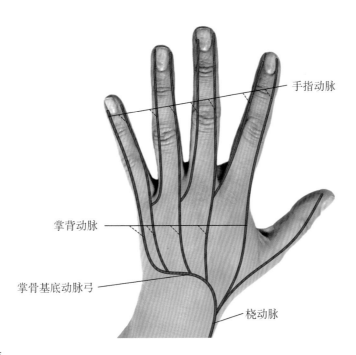

图11.2 手背动脉供应

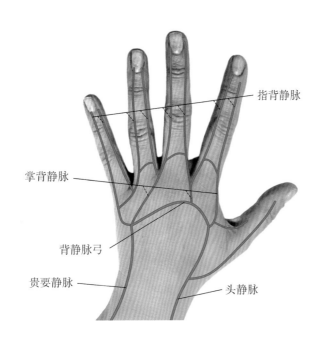

图11.3 手背静脉网络

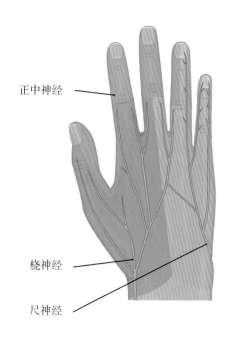

图11.4 手背感觉供应

在浅表层与掌骨和手部固有肌肉之间，存在3层组织：真皮层（0.2～0.9mm厚）、筋膜层（0.3～2.2mm厚）和肌腱（0.7～1.7mm厚）[2]。中间筋膜层紧紧黏附在上面的真皮层上，随着皮肤的隆起向上抬起，但下面的肌腱活动度较大[2]。该筋膜层被分为多层结构，具有在子层之间延伸的多向纤维隔膜，从而赋予其类似海绵的三维框架结构[2,7]。

筋膜平面的亚层包括3个脂肪网状组织：背浅层（不含结构）、背中间层（包含背静脉和感觉神经）和背深层（包含伸肌腱）。每个薄层由不同的筋膜层分隔：背浅筋膜（在浅层下方、中间层上方）、背侧中间筋膜（在中间层下方、深层上方）和下方的背深筋膜（深层肌肉筋膜与骨膜连续覆盖在深层掌骨下方）（图11.5和图11.6）[2,7]。筋膜平面的活动性使其成为填充剂注射的理想安全空间[2]，在真皮正下方的背浅层注射填充剂，因为该层不含任何结构，可最大限度地减少出血和淤青。值得注意的是，垂直方向的纤维隔膜包含供应深层背侧血管的间隙，血管如果在充盈过程中被破坏，也可能成为出血源[7-8,11]。注射填充剂和技术将在后文中进一步详细讨论。

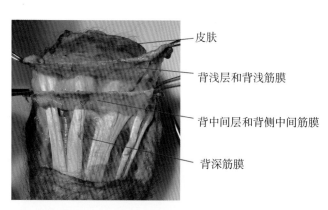

图11.5 手背的解剖学结构：将皮肤、背浅层和背浅筋膜、背中间层和背侧中间筋膜提起，露出伸肌、肌腱和背深筋膜（Dissection performed by Sebastian Cotofana, MD, PhD.）

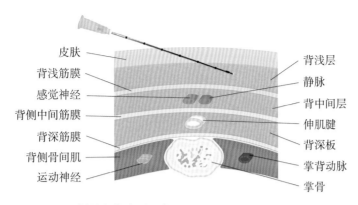

皮肤　　　　　　背浅层

背浅筋膜　　　　静脉

感觉神经　　　　背中间层

背侧中间筋膜　　伸肌腱

背深筋膜　　　　背深板

背侧骨间肌　　　掌背动脉

运动神经　　　　掌骨

图11.6　不同的筋膜层和脂肪层，注射针在背浅层以内

使用填充剂进行手部年轻化治疗的方法

大多数寻求手部年轻化治疗的求美者主要关注与年龄相关的内在变化的可见表现，即进行性容量减少和下层结构（如静脉、肌腱和骨骼）的突出程度增加。在临床中寻求治疗的求美者通常认为他们的脸和手部的外观之间存在明显的差异，并且经常将他们的手部作为最"显示他们年龄特征"的部位。此外，有的求美者通常会避免佩戴珠宝（例如：戒指、手表和手镯），以减少对手部的注意力。当求美者的审美焦虑继发于皮下容量损失和内在肌肉萎缩时，充分矫正在很大程度上取决于恢复容量。通过隐藏明显的皮下静脉、突出的肌腱、骨骼化的掌骨和深层掌骨间隙的外观，注射填充剂或丰盈剂进行容量修复可以显著改善手部外观。在本节中，我们测验了在评估求美者的手部是否适合注射填充剂治疗时，需要特别注意的术前注意事项：求美者选择、求美者管理和期望及术前评估。

求美者选择

与所有手术一样，谨慎选择求美者对于最大限度地减少并发症和提高求美者满意度至关重要。如果注射填充剂进行手部年轻化治疗，理想的候选人应该拥有完整的手背皮肤。适当的皮肤包膜可以使手部水肿、肿胀或出现脂肪团块的可能性降至最低。此外，理想的候选人应该还具有最低程度的日晒损伤和静脉曲张，并且求美者手部不应出现严重消瘦或萎缩。作者了解到，上述表现往往与手部老化相关。如果出现这些迹象，则需要采用多模式疗法来恢复手部活力。患有未控制的糖尿病、血管状态不佳、止血或凝血障碍、类风湿性关节炎相关的手背皮肤变薄，或有需要移植假体以稳定骨骼的重大创伤史的潜在求美者不适合接受治疗。值得注意的是，虽然皮肤过薄或皱纹不一定是治疗的禁忌证，但临床医生在治疗这些求美者时必须特别审慎地选择填充剂，轮廓不规则、结节和填充剂在背部的不均匀分布，在皮肤薄的求美者中非常常见，特别是当使用大粒径或高黏性的填充剂时。因此，当注射中等粒径、中等黏性填充剂时皮肤较薄的求美者可获得最佳效果。

求美者管理和期望

除了适当的求美者选择外，求美者管理和期望也很关键。必须让求美者了解治疗的局限性。并且应该了解使用填充剂恢复容量只能矫正老化手部的一个方面。全面的手部年轻化需要解决多种衰老迹象（例如，色素异常，雀斑，脂溢性和光化性角化病，脂肪和肌肉萎缩，质地粗糙），需要多阶段联合治疗方法。相应地，最大限度地矫正通常需要多次治疗和各种技术的联合应用（例如，外用药物、化学焕肤、激光、IPL）。此外，要告知求美者，虽然填充剂有明确的维持时间，但由于频繁运动和习惯性使用，手部的效果持续时间可能会较短。虽然一些报道描述的效果持续时间长达24个月，但作者根据临床实践中观察到的效果维持时间为9~15个月。最后，应告知求美者，治疗后出现手部肿胀很常见，并可能导致轻度功能受损或24~48h手部灵巧性降低。由于肿胀可能会产生类似止血带的效果，用可注射填充剂进行手部增容后，应建议求美者在术后48h内避免佩戴戒指或限制性首饰。

术前评估

在治疗之前，医生必须获得标准化的治疗前照片（图11.7和图11.8）和详细的病史（包括美容治疗史），一定要审查术前的药物治疗，因为抗凝剂会降低凝血能力，所以在手术前5~7天是禁忌的，

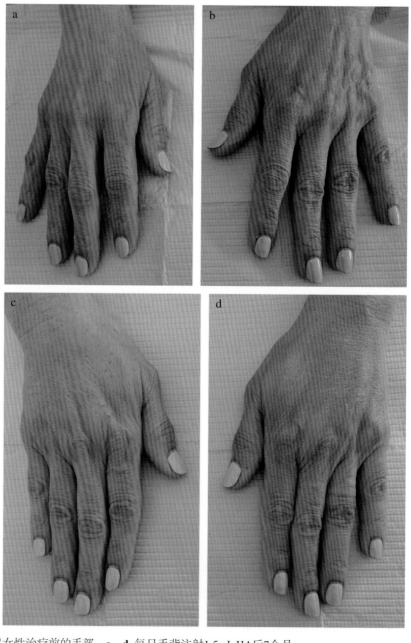

图11.7　a、b. 64岁女性治疗前的手部。**c、d.** 每只手背注射1.5mL HA后7个月

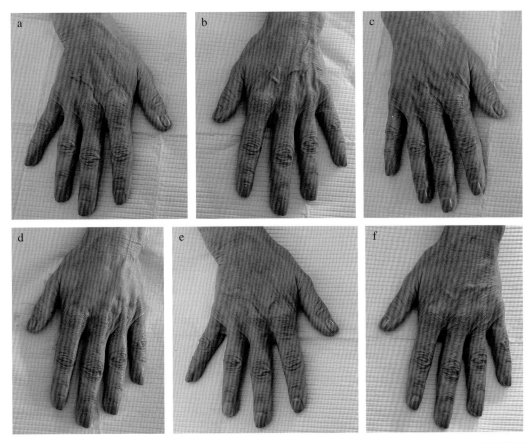

图11.8 **a、b.** 59岁女性治疗前的手部。**c、d.** 每只手背注射羟基磷灰石钙1.5mL和1%利多卡因3mL后即刻效果。**e、f.** 治疗后9个月

以减少即刻和远期血肿形成的风险[13]。在停用抗凝剂之前，应与医生进行仔细讨论，以免影响求美者的整体健康。确定惯用手以及求美者的职业或爱好，对于成功治疗是至关重要的[14]。

　　手背的术前评估包括体格检查、皮肤质地、色素异常和容量不足的总体评估。手背结构的突出最终引导医生了解已经发生的容量损失量。该检查有助于选择正确的填充剂和使用的剂量。

注射技术

　　无论使用何种填充剂，资深医生在手背注射时都使用了相对标准化的技术。注射前，求美者用外科擦洗消毒剂（氯己定）洗手。在手术前和手术过程中坚持无菌技术是至关重要的。求美者以放松的姿势坐在医生对面，双手呈自然松垂状放在Mayo支架上。手背的治疗区域边界已标记出：食指掌骨处的桡骨缘、小指掌骨处的尺骨缘、近端的手腕背侧折痕和远端的掌指关节（MCPJ）[15]（图11.9和图11.10）。

　　冰袋冰敷2~3min以产生血管收缩并减少实际注射时的刺痛感。手部不是很敏感，因此不需要局部麻醉。可以使用27~30G锐针或25G钝针在背浅层注射填充剂。确保注射平面位于背深筋膜表层。注射前回抽很重要，以确保不会误注入大血管中。当使用钝针进行注射时，医生通常遵循以下两种方法。在远端入针注射法中，钝针通过MCPJ处的皮肤后，在网状结构进入，并向近端（朝向手腕）推进，当针头缩回到破口位置时，进行线性逆行注射。反复多次注射，每次注射0.1~0.2mL。在近端入

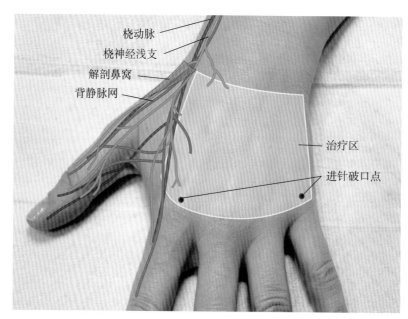

桡动脉

桡神经浅支

解剖鼻窝

背静脉网

治疗区

进针破口点

图11.9   治疗区边界和手背侧解剖位置，准确了解该区域及组成部分对于避免风险至关重要，如桡神经损伤，血管栓塞

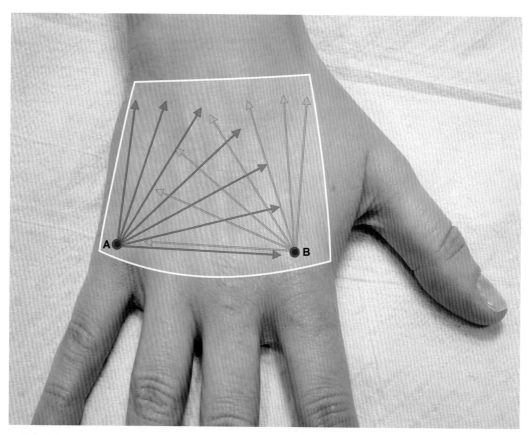

A   B

图11.10   手背治疗区，开口位置，注射模式。白线表示治疗区的边界。钝针通过第五掌骨掌指关节（MCPJ）的开口位置插入（如A点所示），并沿着深蓝色箭头的路径以扇形方式前进（从尺骨到桡骨）。钝针通过第二掌骨MCPJ（B点）的开口位置插入，并沿浅蓝色箭头的路径以扇形方式前进（从桡骨到尺骨）。

针注射法中，针在远端腕横纹处向近端刺入皮肤前进（朝向手指），以与所述相同的方式向近端进行逆行注射。

　　医生一般首选坐在求美者对面进行注射，使用两个开口位置行钝针注射：一个在小指MCPJ处，另一个在食指MCPJ处（图11.9和图11.10）。注射前轻轻提起治疗区的皮肤，以便将浅层与包含脉管系统和肌腱的深层分开。开口使用相同规格或稍大的锐针，钝针应在背浅层平面内轻松滑动。从第五掌骨MCPJ的开口位置，使用扇形技术从尺骨向桡骨进行注射。从第二掌骨MCPJ开口位置，使用钝针以扇形技术径向注射到尺骨（图11.10），使用线性逆行微滴技术将填充剂从近端注射到远端。为避免轮廓不规则、肿块和结节形成，注射单点量要少。将填充剂沿着突出的静脉和肌腱旁注射会产生最自然的效果[16-19]。

　　术后建议进行适度按摩，以抚平可见和可触的轮廓不规则处，手部抬高以减少注射后肿胀。用冰袋冰敷也是减少肿胀和控制轻微不适的关键，通常会告知求美者在治疗后1~3天避免剧烈运动。一般情况下，手部水肿和淤青持续不超过1周。

用于手部年轻化的可注射填充剂

　　以前的手部年轻化方法主要依赖于自体脂肪移植（AFT）[9]，不出所料，脂肪存活率问题和难以预测的效果是该技术的常见并发症。填充剂用于手部年轻化的引入为恢复容量损失提供了一个极好的选择。理想的手背软组织填充剂应该柔软、柔韧，在老化手的突出结构周围提供足够的空间，并且足够耐用，经得住反复、规律的日常手部运动。填充剂的选择应始终基于全面的咨询、全面的求美者评估，并考虑个体治疗目标，可用的软组织填充剂有羟基磷灰石钙（CaHA）、HA、聚左旋乳酸（PLLA）和自体脂肪。

羟基磷灰石钙

　　羧甲基纤维素载体凝胶［Radiesse（Merz North America, Raleigh, NC）］中的CaHA微球是美国食品和药品监督管理局（FDA）批准的第一个用于手背软组织增强的填充剂[20]。载体溶液在4~12周经历再吸收，留下CaHA微球用于成纤维细胞介导的软组织生长[21-22]。CaHA是一种非永久性填充剂，但它不能逆转，CaHA已被证明具有长达1年的长期有效性，CaHA不需要事先进行皮肤测试[13,23]。

　　尽管FDA声明可以将未稀释的CaHA注射到手部，但使用局麻药物稀释CaHA可提高求美者在手术过程中的舒适度。稀释还可以减少CaHA的黏度，使填充剂分布更均匀。这在治疗手部时尤为重要，以避免轮廓不规则，最大限度地减少结节发生率，并确保最终轮廓外观自然。大多数求美者每只手需要大约1.0mL CaHA与1%利多卡因溶液以1∶1的比例混合。CaHA是不透明的，针对萎缩性皮肤较薄的求美者有效，在这些情况下，稀释度较低，不透明的填充剂可以提供更好的效果[24]。在注射CaHA时，注射专家倾向于使用HA与CaHA 1∶1均匀混合溶液。

　　使用CaHA的主要优势是治疗效果的持久性，组织学研究已经确定CaHA对新胶原蛋白生成有刺激作用。CaHA的不透明也可以对突出的静脉起到遮盖效果。缺点为不可逆性、钙基结节的风险增加，以及治疗可能导致出现水肿（由于CaHA的G'值过高）。

透明质酸

透明质酸是一种氨基葡萄糖聚糖聚合物，是人类和其他动物细胞外基质的组成部分。作为填充剂的透明质酸是通过马链球菌的细菌发酵形成的。透明质酸具有亲水性，可以储存水分以增加体积。几种不同的透明质酸在粒径大小、黏度和浓度方面各不相同[13]。含利多卡因的瑞蓝丽提（瑞士洛桑Galderma）是2018年第一个获得FDA批准用于手背填充的透明质酸填充剂。其他透明质酸填充剂，例如乔雅登（Allergan, Madison, NJ）家族中的填充剂，在用于手背侧填充时是超适应证的。透明质酸注射效果不佳时可以通过透明质酸酶溶解[25]。如果透明质酸注射的层次太浅，可以看到蓝色影，通常称为丁达尔效应。

为准确评估容量缺失的严重程度，需要对手部进行适当的检查，并为每位求美者选择最佳的透明质酸填充剂。真皮层厚且手背容量减少不多的求美者可能需要使用更大粒径和G'值的透明质酸，例如瑞蓝丽提。真皮较薄且手背容量缺失较多的求美者需要使用中度G'值和粒径更小的透明质酸填充剂，注射后外观更自然，例如乔雅登雅致或极致。在这种情况下，如果使用具有较大粒径和高G'值的透明质酸填充剂，则最终可能会使手背看起来更水肿，且不自然。每只手可用2mL瑞蓝丽提。尽管FDA建议在每个掌间隙注射0.2~0.5mL（每只手不超过3.0mL），但我们的临床经验倾向于使用钝针来减少淤青。使用乔雅登透明质酸填充剂依照透明质酸标准注射方法进行注射，每只手总共注射约2mL。透明质酸效果通常在手背持续6~18个月[26-27]。

在手部使用透明质酸填充剂的优点为其高生物相容性和自然的外观效果。透明质酸填充剂的一个明显优点是其可逆性。使用透明质酸酶可以有效逆转缺陷、不规则、不良产品或无意的过度矫正。虽然交联提高了透明质酸填充剂的耐久性，但与其他填充剂相比，其使用寿命较短。此外，为了实现足够的容量恢复和治疗满意度，通常需要注射大量的透明质酸。

聚左旋乳酸

PLLA［Sculbtra Aesthetic（Galderma Laboratories, L.P., USA）］是一种合成填充剂，随着PLLA颗粒的降解，胶原蛋白产生反应[28]，其功效持续时间可长达2年。PLLA最初显示产生结节的可能性较高，此后随着适当的重组而减少形成结节。

PLLA通常在注射前12h用含或不含利多卡因的无菌水复溶，注射前一天晚上将一小瓶PLLA重新配制为每只手8~10mL，使用上述掌骨间区域的扇形技术[3]注射后，建议所有求美者按摩该区域5min，每天5次，持续5天。几天后，随着水被吸收，容量效应会降低。因此，大多数求美者需要注射2~3次，每次间隔大约6周[28-29]。

PLLA的优点为治疗效果的持久性和改善肤质的能力。与传统的填充剂相比，PLLA起到生物刺激剂的作用。注射PLLA会刺激亚临床炎症，从而在术后长达24个月内诱导新胶原生成。除了对容量的影响外，PLLA还可以改善皮肤质地，增加皮肤厚度。PLLA的缺点为不可逆性、治疗反应的可变性和不可预测的效果，PLLA治疗方案涉及间隔4~6周的多次治疗，最终治疗效果在最后一次治疗后3~6个月显现。因此，在准确评估矫正程度之前，PLLA注射涉及漫长的等待期。

自体脂肪移植

在合成填充剂出现之前，AFT是填充手背的主要选择，Fournier于1988年首先提出了使用自体脂肪来填充手背。将其以团块注射，然后在整个手背进行按摩[30]。科尔曼随后提到小剂量多通道注射，以增加脂肪存活率[31]，自体脂肪需要从其他部位采集，通常是腹部或大腿内侧。与软组织填充剂相比，脂肪移植会导致囊肿形成并且存活率较低[32–33]。

与异物可注射制剂相比，AFT没有排异风险。脂肪移植的明显优势是治疗可达到永久效果。理论上，能够在受体部位建立稳定血液供应的移植脂肪细胞可以无限期地持续存在。然而，脂肪移植在其稳定性、新血管形成和效果持续时间方面在很大程度上是不可预测的。由于脂肪移植需要从供体部位采集组织，因此该过程的侵入性较大，并且会带来感染、淤青和瘢痕形成的风险。潜在的并发症为感染、囊肿形成、暂时性感觉迟钝和显著水肿。

潜在的并发症和治疗

使用钝针（而不是针头）从近端到远端以扇形技术注射到背浅层，可以降低与手部填充剂注射相关的并发症发生率[11]。注射专家更喜欢通过远端开口以钝针进行注射，产品以近端到远端的方式注射，如前文所述。然而，尽管尽了最大努力，术后仍可能出现并发症。

手部皮肤填充注射后的几种潜在并发症值得讨论。注射填充剂后最常见的并发症是全身性水肿，然后是疼痛、红斑和局部肿胀[11]。更严重的并发症可能包括保守治疗难以治愈的永久性肿胀、慢性感觉异常和肉芽肿形成，导致炎症反应和可见改变[12]。

填充剂相关水肿和肉芽肿最初可以通过冰敷、按摩、抬高、外用类固醇和口服消炎药来治疗。此外，可以考虑短期抗生素治疗对于那些对保守治疗无反应的并发症，可以使用病灶内类固醇注射或透明质酸酶注射[12]。值得注意的是，CaHA填充剂相关的肉芽肿不可使用病灶内类固醇或透明质酸酶注射治疗，可能需要进行手术切除。

避免上述并发症是进行手部年轻化治疗的关键。应详细了解每位求美者的病史，尤其是老年人。应彻底审查求美者药物过敏史，以确定可能有较高并发症风险的求美者。对关于手部解剖学的基础知识和熟悉程度怎么强调都不为过，并且还要确保医生技术熟练程度。

结论

作为身体最容易暴露的部位之一，手是一个人年龄的显著指标。随着微创、非手术治疗的不断兴起，手部年轻化对于希望恢复年轻状态的求美者来说起着不可或缺的作用，应仔细分析求美者的诉求并设置合理方案以改善整体外观，并达到最佳治疗效果。手背的治疗可最大限度地减少皮下静脉、突出的肌腱和骨骼化的掌骨的可见度，从而打造出更年轻的手部外观。进行全面检查，有助于为每个求美者选择最合适的填充剂，并最终获得理想的效果。临床研究表明，适当使用填充剂来恢复手背皮肤容量，是安全有效的。联合应用多种技术（如化学焕肤或激光）虽然超出了本章的讨论范围，但可以进一步改善求美者的治疗效果和整体手部美学外观。

参考文献

[1] Kuhne U, Imhof M. Treatment of the ageing hand with dermal fillers. *J Cutan Aesthet Surg* 2012;5(3):163–169.

[2] Lefebvre-Vilardebo M, Trevidic P, Moradi A, Busso M, Sutton AB, Bucay VW. Hand: clinical anatomy and regional

approaches with injectable fillers. *Plast Reconstr Surg* 2015;136(5 Suppl):258S–275S.

[3] Fabi SG, Goldman MP. Hand rejuvenation: a review and our experience. *Dermatol Surg* 2012;38(7 Pt 2): 1112–1127.

[4] Butterwick K, Sadick N. Hand rejuvenation using a combination approach. *Dermatol Surg* 2016;42:S108–S118.

[5] Moradi A, Allen S, Bank D, et al. A prospective, multicenter, randomized, evaluator-blinded, split-hand study to evaluate the effectiveness and safety of large-gel-particle hyaluronic acid with lidocaine for the correction of volume deficits in the dorsal hand. *Plast Reconstr Surg* 2019;144(4):586e–596e.

[6] Wakefield Research. Restylane Survey Demographic Report, March 2018.

[7] Bidic SM, Hatef DA, Rohrich RJ. Dorsal hand anatomy relevant to volumetric rejuvenation. *Plast Reconstr Surg* 2010;126(1):163–168.

[8] Humzah D, Baker A. Dorsal hand anatomy: age-related changes, fat planes and vascular considerations. *J Aesthet Nurs* 2(1):1–4.

[9] Carruthers A, Carruthers J, Hardas B, et al. A validated hand grading scale. *Dermatol Surg* 2008;34 (Suppl 2):S179–S183.

[10] Rivkin AZ. Volume correction in the aging hand: role of dermal fillers. *Clin Cosmet Investig Dermatol* 2016;9:225–232.

[11] Frank K, Koban K, Targosinski S, et al. The anatomy behind adverse events in hand volumizing procedures: retrospective evaluations of 11 years of experience. *Plast Reconstr Surg* 2018;141(5):650e–662e.

[12] Park TH, Yeo KK, Seo SW, et al. Clinical experience with complications of hand rejuvenation. *J Plast Reconstr Aesthet Surg* 2012;65(12):1627–1631.

[13] Sadick NS, Anderson D, Werschler WP. Addressing volume loss in hand rejuvenation: a report of clinical experience. *J Cosmet Laser Surg* 2008;10(4):237–241.

[14] Gubanova EI, Starovatova PA. A prospective, comparative, evaluator-blind clinical study investigating efficacy and safety of two injection techniques with Radiesse for the correction of skin changes in aging hands. *J Cutaneous Aesthet Surg* 2015;8(3):147–152.

[15] Busso M, Applebaum D. Hand augmentation with Radiesse (calcium hydroxylapatite). *Dermatol Ther* 2007;20(6):385–387.

[16] Fathi R, Cohen JL. Challenges, considerations, and strategies in hand rejuvenation. *J Drugs Dermatol* 2016;15:809–815.

[17] Bertucci V, Solish N, Wong M, Howell M. Evaluation of the Merz hand grading scale after calcium hydroxylapatite hand treatment. *Dermatol Surg* 2015;41 Suppl 1:S389–S396.

[18] Gargasz SS, Carbone MC. Hand rejuvenation using Radiesse. *Plast Reconst Surg* 2010;125(6):259e–260e.

[19] Man J, Rao J, Goldman M. A double-blind, comparative study of nonanimal-stabilized hyaluronic acid versus human collagen for tissue augmentation of the dorsal hands. *Dermatol Surg* 2008;34(8):1026–1031.

[20] Radiesse Injectable Implant [Instructions for Use for the Dorsum of the Hand]. Franksville, WI: Merz North America, Inc.; 2015.

[21] Berlin AL, Hussain M, Goldberg DJ. Calcium hydroxylapatite filler for facial rejuvenation: a histologic and immunohistochemical analysis. *Dermatol Surg* 2008;34(Suppl 1):S64–S67.

[22] Marmur ES, Phelps R, Goldberg DJ. Clinical, histologic and electron microscopic findings after injection of a calcium hydroxylapatite filler. *J Cosmet Laser Ther* 2004;6(4):223–226.

[23] Jacovella PF. Calcium hydroxylapatite facial filler (Radiesse): indications, technique, and results. *Clin Plast Surg* 2006;33(4):511–523.

[24] Graivier MH, Lorenc ZP, Bass LM, et al. Calcium hydroxyapatite (CaHA) indication for hand rejuvenation. *Aesthet Surg J* 2018;38:S24–S28.

[25] Brandt FS, Cazzaniga A, Strangman N, Coleman J, Axford-Gatley R. Long-term effectiveness and safety of small gel particle hyaluronic acid for hand rejuvenation. *Dermatol Surg* 2012;38(7 Pt 2): 1128–1135.

[26] Khosravani N, Weber L, Patel R, Patel A. The 5-step filler hand rejuvenation: filling with hyaluronic acid. *Plast Reconstr Surg Glob Open* 2019;7(01):e2073.

[27] Dallara JM. A prospective, noninterventional study of the treatment of the aging hand with Juvéderm Ultra(R) 3 and Juvéderm (R) Hydrate. *Aesthet Plast Surg* 2012;36(4):949–954.

[28] Redaelli A. Cosmetic use of polylactic acid for hand rejuvenation: report on 27 patients. *J Cosmet Dermatol* 2006;5(3):233–238.

[29] Rendon MI, Cardona LM, Pinzon-Plazas M. Treatment of the aged hand with injectable poly-L-lactic acid. *J Cosmet Laser Ther* 2010;12(6):284–287.

[30] Fournier PF. Who should do syringe liposculpture? *J Dermatol Surg Oncol* 1988;14(10):1055–1056.

[31] Coleman SR. Hand rejuvenation with structural fat grafting. *Plast Reconstr Surg* 2001:110(7):1731–1744.

[32] Zhou J, Xie Y, Wang WJ, et al. Hand rejuvenation by targeted volume restoration of the dorsal fat compartments. *Aesthet Surg J* 2017;38(1):92–100.

[33] Villanueva NL, Hill SM, Small KH, Rohrich RJ. Technical refinements in autologous hand rejuvenation. *Plast Reconstr Surg* 2015;136:1175–1179.

12

聚左旋乳酸在手臂中的应用

Daniel Dal'Asta Coimbra and Betina Stefanello

简介

可注射聚左旋乳酸（PLLA）是一种多功能的选择，可用于治疗身体多部位的容量缺失和轮廓缺陷[1]。它是逆转衰老迹象和恢复纤维结缔组织容量的重要工具。聚左旋乳酸注射技术通过刺激新胶原蛋白形成来恢复失去的容量，效果看起来非常自然[2]。

与面部不同，手臂的表皮、真皮和皮下脂肪层较薄，并表现出明显的衰老迹象，这是导致求美者对自己的外表感到极大不满的一个重要因素。冷冻溶脂、射频和激光治疗等技术可以帮助改善皮肤松弛和去除多余的脂肪，而注射剂（如PLLA）则用于刺激真皮层的重塑，增加真皮层厚度，从而达到收紧皮肤的效果[3-4]。

PPLA产生作用的生物学机制是由将PLLA识别为异物的巨噬细胞和异物巨细胞介导的。通过转化生长因子β刺激成纤维细胞增殖并分化成肌成纤维细胞。肌成纤维细胞产生Ⅲ型胶原蛋白包裹PLLA颗粒，并在周围沉积纤维化为Ⅰ型胶原蛋白。PLLA在人体组织中的降解速度比作者先前假设的要慢得多，因此使用PLLA进行增强时需要全面考虑[5]。

目前对浅层和深层皮下脂肪组织的解剖学知识允许采用更合理和有效的治疗方法[6-7]。

浅层脂肪组织的组织学特征是纤维间隔连接真皮层和浅筋膜层。这些隔膜由弹性纤维和胶原纤维组成，定义了椭圆形多角形的脂肪细胞小叶，形成了Sbarbati所谓的脂肪细胞周围胶原网络，其隔间由毛细血管提供良好的血供。这种结构在保持细胞完整性方面起着重要的作用，可以影响自体脂肪移植[9]和胶原生物刺激填充剂[10]的效果。在被注射到真皮深层或浅层皮下组织（即浅筋膜系统）后不久，PLLA诱导局部组织炎症反应，招募单核细胞、巨噬细胞和成纤维细胞，增加真皮层厚度，从而收紧皮肤[3]。

研究表明，浅筋膜存在于身体的各个部位，例如在手臂的后侧。然而，浅筋膜不仅在测量的不同区域之间有显著差异，而且还受到年龄、性别和身体质量指数（BMI）的影响。不考虑性别，总的趋势是随着年龄的增长，皮肤表层和浅筋膜层之间的距离减小。这表明PLLA注射在老年求美者中需要浅表注射；而高BMI则会加大皮肤表面和深筋膜之间的距离，表明在这类求美者中，PLLA应该注射到较深层[15]。

与年龄和激素变化相关的体脂肪分布和身体成分的改变是复杂的，在医学文献中尚未达成明确共识[9]。目前没有特定的关于手臂脂肪积累和手臂皮肤松弛问题的研究。一项间接研究发现，手臂皮下脂肪与年龄或更年期之间没有明显的相关性[16]。年龄与激素在身体成分和脂肪分布变化中的影响目前仍然有争议[6,8]。然而，值得注意的是，这些因素会导致手臂较早期出现衰老迹象，导致与看起来更年轻的面孔不相称。众所周知，除了自然衰老外，手臂的脂肪沉积显著减少会导致皮肤的松弛、下垂，这是求美者普遍主诉的问题[17]。

在手臂注射PLLA最适用于轻度至中度皮肤松弛的求美者。该区域具有良好的肌肉张力和低脂肪堆积[18]。

评估皮肤松弛程度仍然是一个挑战，在大多数研究中，经常结合使用客观和主观的测量，客观评估包括数码照片和三维成像，这些工具能准确捕获身体形状的表面，从而提供定量体积测量。求美者满意度通常用作主观测量工具。匹兹堡评定量表是评估减肥后轮廓畸形的有效工具，可用于术前计划或评估手术结果，然而仍然没有标准化的分类系统来准确衡量身体特定区域的松弛程度[18-19]。

2011年，Karasik使用由研究人员创建的五分制分级量表来评估皮肤松弛度，这是一个对手臂皮肤松弛度进行分级的客观工具（表12.1），根据此分类系统，建议1级和2级，轻度至中度的皮肤松弛度，是最佳可注射PLLA的皮肤[20]。

良好的医患沟通在任何整形美容手术中都至关重要[14]。为求美者设定切合实际的期望，以及求美者对产品渐进性的理解对于治疗成功至关重要。在进行第一次治疗之前，求美者需要了解到多次治疗的必要性，间隔至少4周，才能达到最佳治疗效果。也必须充分告知求美者可能出现的风险并签署知情同意书。医生需获取求美者过往的医疗记录和当前药物使用情况，包括使用任何的抗凝剂（这可能会增加出血和淤青的风险），以及可能影响胶原蛋白生成的其他免疫抑制药物，以确保求美者的安全。

表12.1　皮肤松弛度评分系统

分数	描述
0	无松弛紧致皮肤，皮肤表面纹理光滑
1	轻度松弛皮肤，皮肤表面质地尚光滑
2	适度松弛皮肤，皮肤表面皱纹、褶皱少
3	皮肤非常松弛，没有底色，皮肤表面皱纹多，触诊时皮肤与皮下组织明显不同
4	皮肤表面严重起皱松弛，突出多余的皮肤，且没有底色

文献回顾

在过去的20年中，可注射PLLA已安全有效地用于整形美容手术。1999年获准在欧洲使用。在美国，2004年获FDA批准用于治疗与人类免疫缺陷病毒相关的面部脂肪萎缩，并于2009年用于免疫能力正常的求美者的美容治疗[14,21]。在过去的几年中，人们特别关注注射性聚左旋乳酸在身体皮肤松弛中的应用。

在2006年的研究中记录了聚左旋乳酸在非面部区域的首次使用，描述了其用于治疗手背[22-23]、前腋窝褶皱[24]、胸部[25]、颈部、颈带、臀部[2]的效果。

然而，直到2009年，Redaelli和Forte首次描述了在17名求美者中使用聚左旋乳酸进行手臂皮肤年轻化治疗。将聚左旋乳酸溶解至24mL的最终稀释量，并在使用前让其静置24～72h。使用逆行线性穿线技术进行注射，每道线约注射0.1mL。在所有案例中，立即对治疗区进行按摩。大多数求美者需要治疗3个疗程[26]。在手臂、大腿内侧和前胸的治疗中未发生严重并发症。

2012年，Coimbra和Amorim描述了在22名求美者中使用注射性聚左旋乳酸治疗手臂内侧和前部，改善手臂皮肤质地、松弛和"橘皮样"外观的研究。在这项研究中，将聚左旋乳酸用8mL无菌注射用水溶解进行注射，并在室温下放置24h进行水化[1]。使用前，充分搅拌混合溶液，直到获得均匀的悬浮液，并准备一个含8mL无菌注射用水和4mL不含肾上腺素的2%利多卡因的单独溶液。然后，将0.4mL聚左旋乳酸和0.6mL上述溶液吸入多支1mL无菌注射器。每瓶的最终稀释量为20mL。

将治疗区标记并划分为4个象限。将约0.05mL的小量聚左旋乳酸注射到深皮层，使用逆行线性穿线技术在多条平行线上进行注射。每只手臂注射总量为5mL。疗程次数为2~4次，两次疗程之间的间隔约为4周。治疗后，对治疗区进行10min的用力按摩。让求美者在家中自行按摩治疗区，每天2次，连续10天[1]。除过度疼痛、轻度酸痛、发红和淤青[1]外，没有其他并发症。

在2014年首次发布了使用聚左旋乳酸进行面部治疗的共识推荐，这是基于医学文献中的证据以及作者团队的集体经验。根据共识，面部治疗应使用7~8mL的无菌注射用水来配制聚左旋乳酸。该研究仅为一个躯体区域（颈带）提供了指导，推荐的最终稀释量为11~16mL[14]。

2016年，Macedo和合作者报道，6名求美者使用聚左旋乳酸成功地治疗了手臂前侧和内侧区域的皮肤，求美者在间隔4周的3次治疗后，皮肤松弛和皮肤质地得到改善，"橘皮样"外观减少[27]。

每个手臂注射总量为5mL，以逆行线性方式进行。使用8mL的无菌水溶解聚左旋乳酸，并在临时使用之前，添加8mL的无菌水和4mL的2%利多卡因到悬浮液中，以获得每瓶20mL的最终稀释量[27]。除注射时的局部反应，如瞬时疼痛、发红和淤青[27]，没有发现重大并发症。

2017年，Jabbar和Sadick在使用注射性聚左旋乳酸治疗手臂内侧的广泛临床经验中，发表了一篇推荐16mL最终稀释量的论文。一般情况下，每只手臂注射8mL的聚左旋乳酸。然而，对于皮肤松弛程度较严重的情况，可能需要每个手臂注射一瓶。使用25G的钝针进行线性逆行穿线技术进行治疗。为了达到最佳效果，平均需要2~3个疗程，每个疗程相隔4周[4]。

2019年，经验丰富的巴西医生在使用注射性聚左旋乳酸治疗身体各部位的论文中，发表了针对非面部区使用聚左旋乳酸的治疗建议。作者推荐使用8mL的无菌注射用水溶解一瓶聚左旋乳酸，并在24~72h进行水化。注射前，向悬浮液中添加2mL的2%利多卡因和6mL的无菌注射用水，以达到16mL的最终稀释量。简单的做法是使用20mL的注射器取出瓶子中的8mL悬浮液，再加入2mL的利多卡因和6mL的无菌注射用水的混合物。在非面部区的治疗中，作者通常使用一瓶聚左旋乳酸治疗相当于A4纸面积的区域[18]。

论文推荐每个注射点的分配量为0.05~0.1mL，间隔为1cm²。应注射在深皮层，避免表层注射。可以使用26G针，采用逆行线性穿线技术或使用50mm长、22~23G的针，采用扇形技术治疗。应避免重复在扇形入口点顶部放置聚左旋乳酸。对于皮肤松弛而不是脂肪过多的求美者，以及在全面治疗手臂的情况下，治疗效果更好[18]。

注射操作并非无风险[23]。然而，求美者通常可以很好地耐受这些产品，报道的并发症通常是轻微且短暂的。最常见的反应包括注射部位疼痛、不适、发红、淤斑和淤青。其他不良反应包括感染、血管事件、血肿、肉芽肿、丘疹、结节和过敏反应[28-29]。提高稀释量，注射在皮下层（避免过于浅层注射），立即进行治疗后按摩和求美者在家按摩，由有技巧的注射医生进行操作，并在允许使用聚左旋乳酸治疗的躯体区域正确操作，可以减少聚左旋乳酸结节和丘疹的发生。大多数结节和丘疹不可见，但可以触到，并且会随着时间的推移自行恢复[4,9,30]。

文献回顾显示，早期遇到的大多数聚左旋乳酸问题源于不恰当的方法，包括稀释量不当，水化时间不足，放置大量高浓度的聚左旋乳酸，治疗间隔不充分，以及注射位置不正确[14]。

随着临床经验的积累，医生们能够更好地理解聚左旋乳酸的作用机制和技术，从而优化治疗效果，使并发症的发生率降到最低[14]。无论是在面部区还是非面部区，在皮下层注射聚左旋乳酸，刺激胶原蛋白生成，帮助逐渐恢复容量，改善皮肤质地和紧致度的效果和安全性都已得到大家的共识。在聚左旋乳酸治疗后求美者满意度也比较高（91.6%）[31]。

作者对稀释方法和注射技术的建议

产品配制

PLLA应在使用前24～72h用8mL无菌注射用水配制。水化后，应在室温下保存至30℃，或在2～8℃冷藏。使用前，用20mL注射器从小瓶中取出水合PLLA，并将10mL无菌注射用水和2mL不含肾上腺素的利多卡因加入悬浮液中。虽然推荐16mL的稀释量用于治疗身体部位的皮肤厚度增加，但作者推荐20mL的稀释量用于治疗手臂（图12.1）。

- 8mL无菌注射用水（SWFI）：不搅拌
- 水合作用：24～72h
- 解决方案

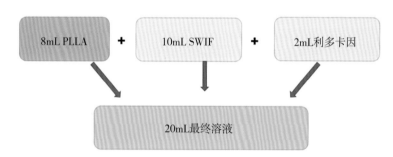

图12.1 聚左旋乳酸用于手臂治疗的稀释配比方案

无菌连接器用于将PLLA悬浮液转移到较小的注射器（1mL、3mL或5mL）中。这些注射器将在治疗过程中使用，用于非面部治疗的20mL稀释量也可以直接转移到4个5mL注射器中。在该方法中，将小瓶中2mL配制的PLLA转移到每个注射器中，然后添加2.5mL无菌注射用水和0.5mL不含肾上腺素的利多卡因，获得4个5mL注射器的悬浮液，可用于注射。

使用针头进行治疗时应考虑使用1mL注射器，因为它们可以更精确地将0.1mL的小粒径PLLA注射到多个平行层次中。当使用钝针治疗时，作者推荐使用3mL注射器，因为它们可以更好地控制想要注射的量。悬浮液必须是均匀的，最重要的是在注射时摇动并倒置注射器，以防止PLLA沉淀。

求美者准备

每次治疗前都应给求美者拍照，强烈建议使用没有光线、设备或空间变化的标准化照片。对于使用可注射PLLA治疗手臂的照片记录，作者建议采用以下直立姿势：求美者处于解剖位置，手臂放在身体两侧；求美者处于解剖位置，手臂相对于身体成45°角；求美者双臂伸直，与身体成90°角，手掌朝上；同样的姿势，肘部弯曲成90°角，确保肱二头肌放松。除了静态照片、描述手臂运动的视频，以及评估目标区域松弛度的捏测试，对于比较治疗前后皮肤松弛度的变化非常有效。

与其他治疗一样，必须记录求美者的BMI，如果可以使用生物阻抗装置，则应测量并记录身体成分。

在注射PLLA治疗手臂时，测量手臂周长至关重要，可用于评估治疗的进展及最终结果。

注射技术

在完成初始照片记录后，在标准解剖位置标记治疗区，然后用2%的氯己定或酒精溶液消毒皮肤。

治疗时让求美者躺在床上，使用锐针或钝针进行注射，根据非面部区域PLLA注射的新建议，应该尽可能接近真皮层的浅层进行注射。根据需要，可以仅在手臂的内部和内侧区域（每侧半瓶，PLLA）或在整个上臂周长进行（每侧一瓶PLLA）治疗。对整个上臂进行治疗的方案，整体上效果会更好，还可以减少上臂直径。

可以使用26G或27G针，每次注射量为0.1mL（图12.2）。建议将区域划分为4个象限，以确保PLLA的分布更为均匀。在手臂和肩膀之间的过渡处，建议采用与图12.2所示的相同"平行棍"技术进行标记。通常建议在治疗前约45min，在该区域涂抹局部麻膏，由于治疗涉及连续穿刺技术，使用针头时，血肿和淤斑的风险更易常见。如果用钝针治疗该区域，建议将不含肾上腺素的2%利多卡因局部麻醉剂注射到钝针的3个独立入口点，在用尖锐的21G针完成的3个独立入口点中，插入22G钝针（50或70mm），使用扇形技术均匀注射在整个标记区（图12.3）。

在手臂的后部，我们建议使用如图12.4所示的针。由于皮下组织对钝针的通过产生更大的阻力，我们避免在此区域使用钝针。在肘部，建议使用"平行棍"技术，将0.1mL的混合物注射到皮下组织，如图12.4所示。

手术后即刻用2%氯己定进行5min的剧烈按摩。指导求美者在家中按摩治疗区，每天2次，每次5min。使用保湿霜或在淋浴或洗澡时用肥皂按摩。

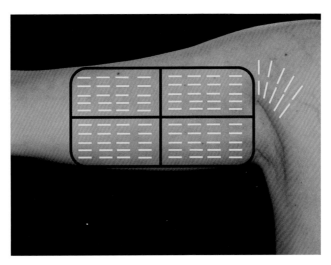

图12.2　"平行棍"注射模式

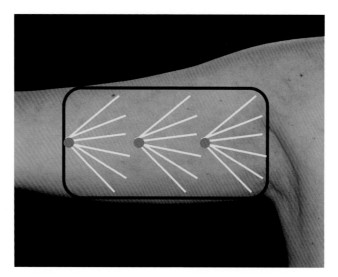

图12.3 扇形技术注射模式

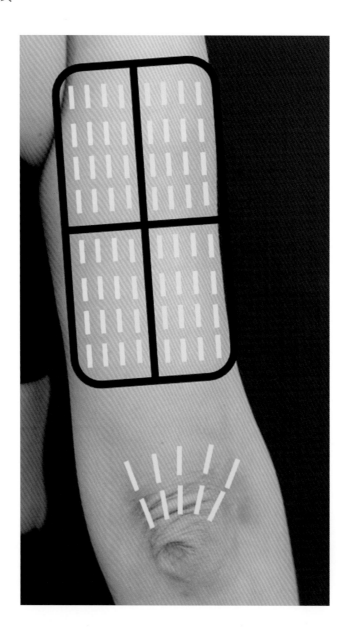

图12.4 后臂注射模式

一般推荐进行3～4次治疗，但也可以考虑每10天注射一瓶。需要注意的是，每个求美者的效果各不相同，这直接与求美者的选择、适当的注射技术和使用PLLA的量有关。通常，年轻健康的求美者和皮肤松弛度轻至中度的求美者，从PLLA治疗中看到的效果更快，持续时间也更长。

并发症

在一些求美者中，最常报道的并发症包括注射部位疼痛、不适、发红、淤斑和淤青。其他并发症包括感染、误注入血管事件、血肿、肉芽肿、丘疹、结节和过敏反应。2009年，作者推荐使用20mL PLLA稀释量来治疗手臂，迄今为止，还没有报道过使用上述技术出现结节、丘疹或其他延迟性并发症。

结论

在手臂注射PLLA（聚左旋乳酸）后的效果通常在3周后可见，并在第二个月后效果变得更加明显。如前所述，有些求美者对治疗的反应更好，恢复得也更快。

具有健康饮食习惯、不吸烟、经常锻炼身体、喝大量水、避免饮酒、每晚睡眠超过7h并且控制压力的人，更有可能对新胶原蛋白生成的刺激产生更好的反应，从而使胶原蛋白降解速度变慢，因此治疗效果更好。尽管相关的文献非常少，但作者建议所有接受PLLA注射的求美者每日额外摄入10g胶原蛋白肽。

虽然可注射PLLA刺激新胶原蛋白的产生，从而使随后的容量恢复，但实际上，皮肤弹性的改善和松弛度的减少已被证明在软组织重塑中发挥了重要的作用，这反而导致手臂周长的减少（图12.5）。尽管所有接受治疗的求美者的BMI（身体质量指数）保持不变，但在大多数情况下，该变化在第一次治疗后的4周内就能看到。

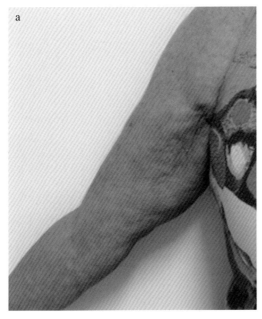
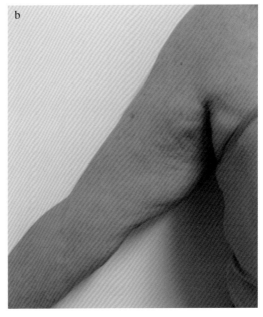

图12.5 **a.** 治疗前60岁求美者手臂。**b.** 治疗后的60岁求美者手臂，进行了3次治疗，每次治疗每只手臂注射一瓶PLLA；她的手臂围度减少了3.5cm

在初始治疗后，通常是3~4次治疗后，我们建议求美者每12~18个月重复治疗一次。

因此，使用PLLA进行身体年轻化治疗是一种微创技术，效果持久，并且当正确使用时，并发症的发生率较低。

实用信息

（1）可注射的PLLA是一种安全有效的胶原蛋白刺激剂，可提供求美者满意和自然的效果，对提高求美者的生活质量有积极影响。

（2）在手臂部位使用PLLA是一种微创治疗，效果持久，并发症发生率较低。

（3）应避免过量注射PLLA导致淤积，低容量稀释，并在治疗期间留出足够的时间。

（4）PLLA应使用8mL的无菌注射用水进行复溶，最好在使用前24~72h。

（5）在注射前，将10mL的无菌注射用水和2mL的无肾上腺素的利多卡因加入8mL的悬浮液中，总的复溶量为每瓶20mL。

（6）产品应该以约0.1mL的小剂量注射在真皮浅层——在浅筋膜之上，剂量间隔为$1cm^2$。

（7）注射后应立即对治疗部位进行强力按摩，并在后续的几天内继续按摩，以避免局部产生淤积，从而形成结节和丘疹。

（8）注射的总剂量根据治疗的部位和指示而变化，但一般来说，建议在治疗手臂的前部和内侧部位时，每侧注射半瓶，当治疗整个手臂时，每侧手臂注射一瓶。

（9）治疗结果因求美者而异，与注射的总容量、注射的层次、稀释容量、治疗次数，以及求美者生活习惯等因素直接相关。

参考文献

[1] Coimbra DD, Amorim AGF. Ácido poli-L-láctico na região medial dos braços. *Surg Cosmet Dermatol* 2012;4(2):182–185.

[2] Lorenc P. Techniques for the optimization of facial and nonfacial volumization with injectable poly-L-lactic acid. *Aesth Plast Surg* 2012;36:1222–1229.

[3] Cunha MG, Cunha ALG, Machado CA. Hipoderme e tecido adiposo subcutâneo: duas estruturas diferentes. *Surg Cosmet Dermatol* 2014;6(4):355–359.

[4] Jabbar A, Arruda S, Sadick N. Off face usage of poly-L-lactic acid for body rejuvenation. *J Drugs Dermatol* 2017;16(5):489–494.

[5] Stein P, Vitavska O, Kind P, Hoppe W, Wieczorek H, Schürer NY. The biological basis for poly-L-lactic acid-induced augmentation. *J Dermatol Sci* 2015;78:26–33.

[6] Fisher GJ, Varani J, Voorhees JJ. Looking older: fibroblast collapse and therapeutic implications. *Arch Dermatol* 2008;144:666–672.

[7] Lorenc ZP, Greene T, Gottschalk RW. Injectable poly-L-lactic acid: understandig its use in the current era. *J Drugs Dermatol* 2016;15(6):759–762.

[8] Coimbra DD, Uribe NC, Oliveira BS. "Quadralização facial" no processo do envelhecimento. *Surg Cosmet Dermatol* 2014;6(1):6571.

[9] Ganceviciene R, Liakou AI, Thheodoridis A, Makrantonaki E, Zoubolis CC. Skin anti-aging strategies. *Dermato-endocrinology* 2012;3:308–319.

[10] Haddad A, Kadunc BV, Guarnieri C, Noviello JS, da Cunha MG, Parada MB. Conceitos atuais no uso do ácido poli-l-láctico para rejuvenescimento facial: revisão e aspectos práticos. *Surg Cosmet Dermatol* 2017;9(1):60–71.

[11] Broughton 2nd G, Janis JE, Attinger CE. The basic science of wound healing. *Plast Reconstr Surg* 2006;117:12S–34S.

[12] Helming L, Gordon S. Macrophage fusion induced by IL-4 alternative activation is a multistage process involving multiple target molecules. *Eur J Immunol* 2007;37:33–42.

[13] Bartus C, Hanke CW, Daro-Kaftan E. A decade of experience with injectable poly-l-lactic acid: a focus on safety. *Dermatol Surg* 2013;39:698–705.

[14] Vleggaar D, Fitzgerald R, Lorenc ZP, et al. Consensus recommendations on the use of poly-L-lactic acid for facial and nonfacial volumization. *J Drugs Dermatol* 2014;13(4, Suppl):s44–s51.

[15] Casabona G, Frank K, Koban KC, et al. Influences of age, gender, and body mass index on the depth of the superficial fascia of the arm and thigh. *Dermatol Surg* 2019;1–11.

[16] Krutmann, Bouloc A, Sore G, Bernard BA, Passeron T. The skin aging exposome. *J Dermatol Sci* 2017;85:152–161.

[17] Wu DC, Green JB Rejuvenation of the aging arm. *Dermatol Surg* 2016;42:S119–S123.

[18] Haddad A, Menezes A, Guarnieri C, et al. Recommendations on the use of injectable poly-L-lactic acid for skin laxity in off-face areas. *J Drugs Dermatol* 2019;18:217–223.

[19] Song AY, Jean RD, Hurwitz DJ, et al. A classification of contour deformities after bariatric weight loss: the Pittsburgh Rating Scale. *Plast Reconstr Surg* 2005;116(5):1535–1544; discussion 1545–1546.

[20] Karasik MB, Rouhani P, Avashia N, et al. Skin tightening of aging upper arms using an infrared light device. *Dermatol Surg* 2011;37:441–449.

[21] Vleggar D. Facial volumetric correction with injectable poly-L-lactic acid. *Dermatol Surg* 2005;31(S4):1511–1518.

[22] Redaelli A. Cosmetic use of polylactic acid for hand rejuvenation: report on 27 patients. *J Cosmet Dermatol* 2006;5:233–238.

[23] Sadick NS. Poly-L-lactic acid: a perspective from my practice. *J Cosmet Dermatol* 2008;7(1):55–60.

[24] Vleggaar D. Soft-tissue augmentation and the role of poly-L-lactic acid. *Plast Reconstr Surg* 2006;118:46S–54S.

[25] Schulman MR, Lipper J, Skolnik RA. Correction of chest wall deformity after implant-based breast reconstruction using poly-L-lactic acid (Sculptra). *Breast J* 2008(14):92–96.

[26] Redaelli A, Forte R. Cosmetic use of polylactic acid: report of 568 patients. *J Cosmetic Dermatol* 2009;8(4):239248.

[27] Macedo O, Mutti LA, Chaim CB, et al. Cosmetic use of poly-L-lactic acid for injections for nonfacial areas. *J Am Ac Dermatol* 2016;74(5, Suppl 1): AB281.

[28] Hart DR, Fabi SG, White WM, Fitzgerald R, Goldman MP. Current concepts in the use of PLLA: clinical synergy noted with combined use of microfocused ultrasound and poly-L-lactic acid on the face, neck, and décolletage. *Plast Reconstr Surg* 2015;136(5S):180S–187S.

[29] Rendom MI. Long-term aesthetic outcomes with injectable poly-l-lactic acid: observations and practical recommendations based on clinical experience over 5 years. *J Cosmet Dermatol* 2012;11(2):93–100.

[30] Dumas A, Laberge S, Straka SM. Older women's relations to bodily appearance: the embodiment of social and biological conditions of existence. *Ageing Soc* 2005;25(6):883–902.

[31] Mazzuco R, Hexsel D. Poly-L-lactic acid for neck and chest rejuvenation. *Dermatol Surg* 2009; 35(8):1228–1237.

13

填充剂在腹部和臀部的应用

Rosemarie Mazzuco and Taciana Dal'Forno Dini

研究背景和解剖学结构的考虑因素

腹部

人腹部的定义是包括在胸椎横膈肌为上界和骨盆边缘为下界之间的躯干前部区域[1]。腹部的前壁有9层，从最外层到最内层，它们是皮肤、皮下组织、浅筋膜、腹外斜肌、腹内斜肌、腹横肌、腹横筋膜、腹膜前脂肪和蜂窝组织，以及腹膜。脐下前腹壁的皮下组织也被分为2层不同的筋膜层：浅表筋膜层（称为Camper筋膜）和更深的筋膜层（称为Scapa筋膜，该筋膜层与会阴区下方的Colles筋膜连接[2]）。

肚脐是一种生理瘢痕，位于腹部的中央。在西方社会，肚脐在女性时尚中的展示越来越多，如今，女性更关注它的形状和位置[3]，这直接影响了腹部的整体美学[4]。肚脐的外观受年龄、体重、妊娠和疝气的影响[3]。

在过去10年中进行的研究表明，肚脐最美观的形状是一个垂直的椭圆形[3]，有或没有优越的脐帽[4]。脐帽是一种轻微过量的皮肤，由于重力的影响，站立时变得更加明显[5]。这可能在腹胀时会加重，如发生在妊娠期间，会合并出现妊娠纹。关于肚脐的位置，根据Visconti等[3]，人们喜欢肚脐垂直距离按黄金比1∶1.618（剑脐距离∶肚脐至下腹部褶皱距离），水平位置是居中的。

腹部最常见的审美影响因素是局部脂肪堆积，这可能与代谢综合征导致的内脏脂肪的堆积有关[6]，然后是皮肤松弛。

腹部松弛，通常与妊娠有关，在怀孕或体重显著减轻后更明显。临床上，其特征是皮肤松弛，进行性下垂，皮肤和皮下组织在耻骨上区域堆叠，演变为所谓的腹部裙带样松弛外观，脐帽下垂，令肚脐呈现出"悲伤"的外观。腹部松弛度的分类方法目前还没有有效的量表。

松弛和局部脂肪的堆积是腹部最常见的影响美观的因素。这两种情况都是在妊娠后触发或加重的，以及内在衰老相关的变化，如皮肤弹性的丧失和体脂的再分配。

腹部成形术是首选的常规手术治疗，以纠正腹部松弛和相关局部脂肪堆积，这项手术是一个高度复杂的过程，还需要停工期，腹部成形术与脐成形术的主要并发症之一是外观——肚脐上有一道难看的伤疤。因此，近年来，这一领域对微创手术的需求显著增加。

各种技术，如高强度聚焦超声（HIFU）、射频、激光和冷冻溶脂术，被广泛应用于这一领域的非手术美学矫正[7-9]。

再生材料填充剂，如聚左旋乳酸（PLLA）和羟基磷灰石钙（CaHA），可以通过替代原有的松弛组织来改善腹部松弛，从而改善皮肤质地，但主要是由于新胶原形成对真皮和皮下组织的收紧作用[10-12]。

　　腹部被认为是一个安全的可注射填充剂的部位，因为皮下脂肪和肌肉组织层较厚，并且该区域较少有重要的浅表层血管或神经。即便如此，包括在腹部使用针刺或插管的手术也必须考虑到穿透浅筋膜和侵犯腹膜，以及内脏器官穿孔的风险[13]。此外，由于腹直肌的分离腹疝也相对常见，特别是在腹部手术或妊娠后。腹疝的存在意味着任何侵入性的手术，除了腹部成形术，都是禁忌证。

　　注射填充剂治疗腹部松弛的理想求美者是因衰老或怀孕而引起皮肤松弛的成年求美者，他们在该区域很少有局部脂肪沉积。在体格检查中，手动测量或使用仪器测量腹部褶皱是很重要的。目前的作者建议，在注射填充剂治疗腹部松弛时，腹部褶皱宽度不应大于3cm。

臀区

　　臀区是位于骨盆后部、股骨近端和骶骨下方的解剖区域。

　　在巴西，从美学的角度来看，臀部中央圆形的凸起和臀大肌区域的上提紧致更具性吸引力，这种投影部分来自臀大肌的凸起和相关的腰椎前凸。皮下脂肪的含量对于臀部凸起有较大影响力，并保持了臀部的圆形形态。女性臀肌区皮下脂肪含量通常高于男性[14]。

　　美国美容整形外科学会最近发表的统计数据显示，对丰臀的需求在5年内增加了61%，这表明求美者对该部位美学的关注一直在增加[15]。

　　骶窝、骶骨三角、侧面凹陷和下臀皱襞是重要的臀部美学标志（图13.1）。股骨外侧转子凹陷，由大转子和大腿与臀部形成的外侧转子凹陷，是理想的运动健美的臀部，尽管一些特定的群体（如非洲裔美国人、美国西班牙裔和拉丁美洲人，主要是巴西人）不强调突出这个位置，但如果是比较明显的凹陷，甚至会想将凹陷填满[14,16]。

　　下臀皱襞是臀部的下缘。下臀皱襞的长度和界限在臀部的美观性中起着重要的作用。下臀皱襞较长表明臀部衰老、下垂和松弛。相比之下，一个较短的下臀皱襞有助于形成丰满、紧致和年轻的臀部外观[14]。臀部的提升治疗，如移植物和填充剂，也是想试图缩短这一皱襞长度。

　　臀大肌浅表有5层不同的层次：真皮层、浅表脂肪层、浅筋膜层、深脂肪层和深筋膜层。皮下脂

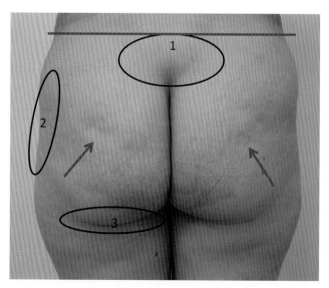

图13.1　治疗臀部的重要美学标志。黑色圆圈：骶三角（1），侧位凹陷（2），下臀皱襞（3）；红色箭头：臀部凹陷窝；髂峰之间的红线

肪显示出大量的结缔组织隔膜，它分离了脂肪小叶。最近的一项尸体解剖学研究显示，有两种不同类型的纤维间隔：短而薄的间隔连接浅筋膜层和真皮层；从深筋膜层到真皮层的长而厚的隔膜较少，并走行着神经血管束[17]。这些更厚和更深的隔膜会使填充治疗变得困难，特别是使用钝针时。

另一项研究发现，身体质量指数（BMI）增加$1.0kg/m^2$，男性臀皮下总脂肪厚度增加3mm，女性增加4mm，与BMI和臀部皮下总脂肪厚度成正比例关系[18]。

体重的增加会导致臀部高度和宽度的整体增加，延长臀间褶皱，并缩短下臀皱襞。无论体重是否增加，衰老都会导致臀部高度的增加，并延长臀间褶皱和下臀皱襞。衰老和体重的增加与下臀皱襞的下垂相关。虽然体重的增加只会增加臀部的宽度，但无论体重如何，这种测量结果都会随着年龄的增长而减少。这是由于皮下脂肪含量和分布的变化，以及皮肤与筋膜的松弛[14]。

由于畸形、不对称性、创伤和放疗而引起的臀部重建和轮廓的手术指征可能需要通过常规移植、抽脂或注脂和皮瓣进行矫正。在南美洲[19]，用于美学目的的臀部注射物被广泛使用。然而，医学文献中现有的数据显示，伤口并发症的发生率很高，特别是血肿及伤口开裂[20-21]。

自体脂肪移植仍然是增加臀区体积的金标准[22]，尽管有以下局限性：需要供体部位、手术复杂性变高、移植物持久性的不可预测性，以及肺栓塞的风险。此外，自体脂肪移植只能改善臀部的体积和形状，而对皮肤或肌肉松弛或皮肤松弛引起的变化（橘皮组织、妊娠纹）没有影响。

用于身体注射而开发的透明质酸（Macrolane VRF30，Q-Med AB，乌普萨拉，瑞典）已经使用了好几年，特别是用于丰臀部[23]、大阴唇和阴部[24]。然而，该透明质酸已完全退出市场。

聚甲基丙烯酸甲酯（PMMA）是一种永久性填充剂，可以提供即时和长期的效果。正如其分类所示，该产品将长期存在于组织中，这一特征可能会引起人们对其安全性和潜在的长期副作用的担忧。该产品在巴西有销售，浓度分别为2%、5%、10%、15%和30%[25]。它特别用于与HIV相关的臀部脂肪萎缩的求美者[26]。然而，并发症的风险（如肺栓塞、感染和晚期肉芽肿）已导致其在身体注射适应证中的使用显著减少。

PLLA和CaHA是一种填充剂，已被广泛应用于面部和颈部超过10年[27-28]。最近，几篇文章报道了它们在面部、腹部及臀部的使用[29-31]，具有较好的疗效和安全性。尽管在增加容量方面没有显著的效果，但它们的作用机制和新生胶原蛋白的形成，改善了松弛度、橘皮组织、妊娠纹和皮肤质地[32-33]。

与常规的位于肌肉内或肌肉下的移植物不同[34]，填充剂被注射在皮下组织中。脂肪和PMMA移植物通常被注射到深层皮下层[35]，而更新的填充剂，如PLLA和CaHA被注射到皮下层[36-37]。在更深的脂肪层注射填充剂大大增加了血管内注射的风险，从而导致肺栓塞和死亡[38]，因此应避免深层注射。

橘皮组织严重程度量表[39]将松弛度的分级作为其标准之一，最近已经验证了一个针对臀部松弛度的具体评估量表[40]。作者建议，在求美者静息状态和肌肉收缩时评估该部位的松弛程度，并评估皮肤褶皱、下臀皱襞和臀部最高突出的部位。另一个识别和量化臀区松弛的临床表现是橘皮组织和妊娠纹的增加[33]。

根据评估量表，理想的求美者是轻度至中度皮肤松弛的求美者，与橘皮组织和妊娠纹相关的求美者，以及那些希望改善该部位的求美者。

注射填充剂治疗

面部的PLLA通常在手术前48～96h稀释7～10mL无菌水注射。在注射时，加入2%的利多卡因。

对面部的最终稀释量范围为每瓶12～20mL[32-33,41]。目前作者倾向于对所有身体适应证的最终稀释量为12mL[33,42]。

非面部适应证的CaHA用生理盐水和2%利多卡因注射液稀释，比例为1∶1～1∶4[37]。为了应用于腹部和臀部，作者更喜欢1∶3的稀释比例，即在注射器中加入1.5mL CaHA、1.5mL 2%利多卡因和3mL生理盐水，总量为6mL。

注射技术

腹部

腹部两种填充剂的注射技术本质上是相同的。

（1）求美者在静息和向前弯曲时拍照并标记（图13.2）。皮肤的松弛度也可以被拍摄下来。
（2）有些求美者可能需要局部麻醉。
（3）当求美者处于仰卧位时，在整个治疗区使用氯己定或70%酒精溶液进行消毒。
（4）可使用针头或钝针进行注射（图13.3和图13.4）：

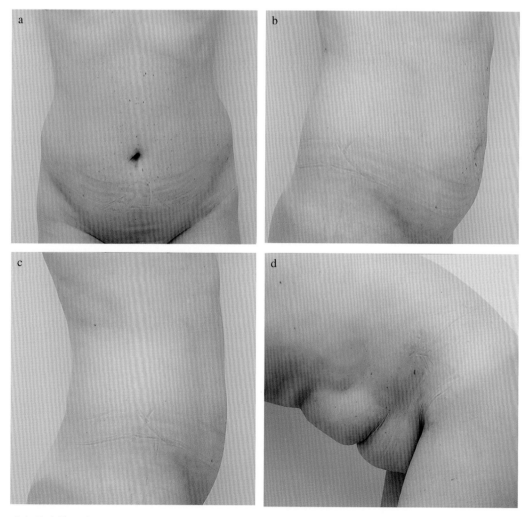

图13.2 腹部的术前照片。**a.** 正面。**b.** 45°。**c.** 90°。**d.** 相同的求美者向前弯曲

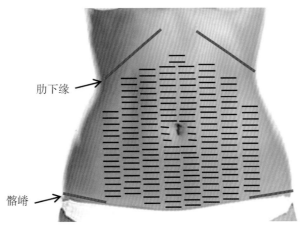

肋下缘

髂嵴

图13.3　需要锐针注射的标记腹部区

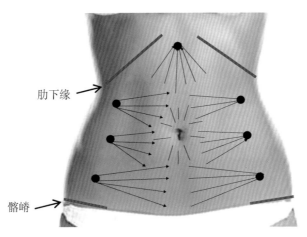

肋下缘

髂嵴

图13.4　需要钝针注射的标记腹部区

　　①使用针：使用26G 1/2针在标记区的皮下表层（1～1.5cm深）间隔1.5～2.0cm处注射稀释液0.1～0.2mL，均匀注射溶液；

　　②使用钝针：通过18G针制成的孔，将22G或23G 70mm钝针引入皮下表层组织，以扇形技术逆行注射，将产品尽可能均匀地分布在整个治疗区。

（5）在脐周区，应用针头进行注射，如图13.4所示。

（6）术后，医生应进行较强程度的按摩，然后由求美者按照5/5/5的规则在家进行按摩（每次5min，每天5次，为期5天）[43]。

臀区

同样，用于臀区的两种填充剂的注射技术基本上是相同的（图13.5和图13.6）：

（1）求美者在站立时被拍照和标记，首先放松肌肉，然后收紧肌肉。

（2）当求美者处于俯卧位时，在整个治疗区使用氯己定或70%酒精溶液进行消毒。

（3）所选的产品可以用针头或钝针进行注射。

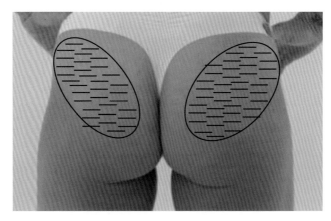

图13.5 需要注射的臀部面积。注意，应从中心向上和侧面进行注射

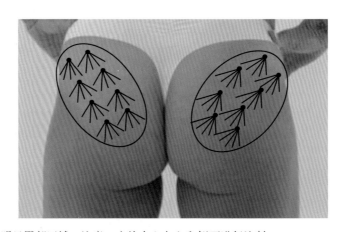

图13.6 需要钝针注射的明显臀部区域。注意，应从中心向上和侧面进行注射

①使用针：使用26G 1/2针在标记区的皮下表层（1~1.5cm深）间隔1.5~2.0cm处注射 0.1~0.2mL，均匀注射溶液。

②使用钝针：通过18G针制成的孔，将22G或23G 70mm的钝针引入皮下表层组织，并以扇形技术逆行注射，尽可能能均匀地注射在整个治疗区。

（4）术后，医生应进行较大程度的按摩，然后由求美者按照5/5/5的规则在家进行按摩（每次5min，每天5次，为期5天）[43]。

根据所有身体适应证治疗区域的大小，总剂量范围为每一小节半瓶至1瓶PLLA，或1~2瓶CaHA注射液。作者建议使用1瓶PLLA或2瓶超稀释的CaHA注射液，注射面积约为25cm×25cm[32]。

根据求美者的需要，建议进行3~4次PLLA治疗，间隔4~6周（32次）。对于CaHA生物刺激/皮肤紧致，通常建议进行2~3个疗程，间隔1~2个月[44]。一旦治疗完成，可能需要每年再次注射。

对于CaHA，由于其较强的填充效果，可以在治疗的第一周后看到效果（图13.7和图13.8）。PLLA的注射效果通常在术后2~3个月就可以看到（图13.9和图13.10）。然而，根据作者的经验，PLLA的持续效果更长。

这一手术的主要并发症是淤斑，通常是轻微的，在使用钝针时甚至不会发生。使用PLLA和CaHA

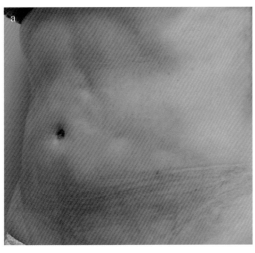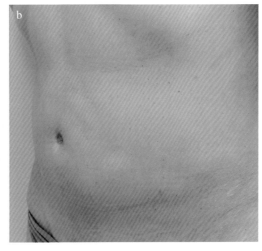

图13.7　38岁女性腹部皮肤松弛和吸脂后遗症而注射羟基磷灰石钙（CaHA）。**a.** 治疗前。**b.** 两次治疗后

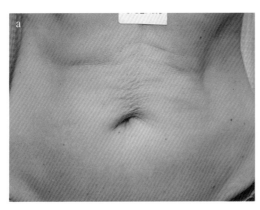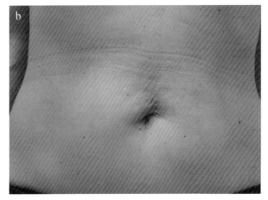

图13.8　一名43岁妇女因妊娠后腹部皮肤松弛而注射聚左旋乳酸（PLLA）。**a.** 注射前。**b.** 注射后

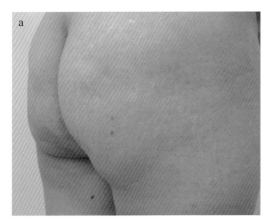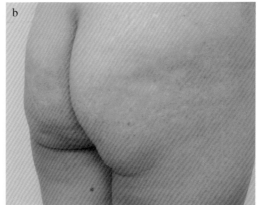

图13.9　一名54岁女性通过两次高稀释羟基磷灰石钙（CaHA）治疗皮肤松弛和臀部整形。**a.** 注射前。**b.** 注射后

报道的并发症，如结节和肉芽肿[45-46]，也可能发生在腹部和臀部。然而，这些并发症在这些区域的发生率是未知的，因为没有关于使用这两种填充剂导致身体出现并发症的报道。

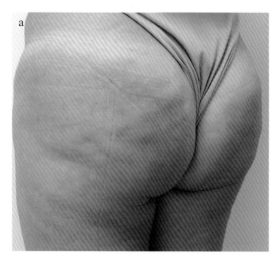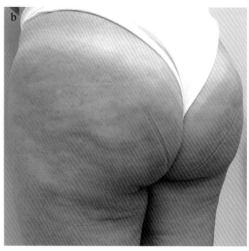

图13.10　50岁女性在两次聚左旋乳酸（PLLA）注射前（**a**）和臀部塑形后（**b**）。注意橘皮样外观的改善

参考文献

[1] Matarasso A, Matarasso DM, Matarasso EJ. Abdominoplasty: classic principles and technique. *Clin Plast Surg* 2014;41(4):655–672.

[2] Wade CI,Streitz,MJ. *Anatomy, Abdomen and Pelvis, Abdomen*. Treasure Island, FL: Stat Pearls Publishing; 2020.

[3] Visconti G, Visconti E, Bonomo L, Salgarello M. Concepts in navel aesthetic: a comprehensive surface anatomy analysis. *Aesthetic Plast Surg* 2015;39(1):43–50.

[4] Lee SJ, Saurabh G, Lee HP. Computer-aided analysis of the beautiful umbilicus. *Aesthet Surg J* 2014;34(5):748–756.

[5] Choundary S, Taams KO. Umbilicosculpture: a concept revisited. *Br J Plast Surg* 1998;51:538.

[6] Sato F, Maeda N, Yamada T, Namazui H, et al. Association of epicardial, visceral, and subcutaneous fat with cardiometabolic diseases. *Circ J* 2018;82(2):502–508.

[7] Kapoor R, Shome D, Ranjan A. Use of a novel combined radiofrequency and ultrasound device for lipolysis, skin tightening and cellulite treatment. *J Cosmet Laser Ther* 2017;19(5):266–274.

[8] Juhász M, Korta D, Mesinkovska NA. A review of the use of ultrasound for skin tightening, body contouring, and cellulite reduction in dermatology. *Dermatol Surg* 2018;44(7):949–963.

[9] Falster M, Schardong J, Santos DPD, et al. Effects of cryolipolysis on lower abdomen fat thickness of healthy women and patient satisfaction: a randomized controlled trial. *Braz J Phys Ther* 2019. S1413-3555(19)30092-9. DOI: 10.1016/j.bjpt.2019.07.005.

[10] Stein P, Vitavska O, Kind P, Hoppe W, Wieczorek H, Schürer NY. The biological basis for poly-Llactic acid-induced augmentation. *J Dermatol Sci* 2015;78(1):26–33.

[11] Marmur ES, Phelps R, Goldberg DJ. Clinical, histologic and electron microscopic findings after injection of a calcium hydroxylapatite filler. *J Cosmet Laser Ther* 2004;6(4):223–226.

[12] Yutskovskaya YA, Kogan EA. Improved neocollagenesis and skin mechanical properties after injection of diluted calcium hydroxylapatite in the neck and décolletage: a pilot study. *J Drugs Dermatol* 2017; 16(1):68–74.

[13] Giordano A, Alemanno G, Bici K, et al. A dramatic and rare complication: bowel perforation following abdominal liposuction. *G Chir* 2019;40(5):429–432.

[14] Centeno RF, Sood A, Young VL. Clinical anatomy in aesthetic gluteal contouring. *Clin Plast Surg* 2018;45(2):145–157.

[15] Cosmetic Surgery National Data Bank STATISTICS. The American Society for Aesthetic Plastic Surgery; 2018. Available from: https://surgery.org/sites/default/files/ASAPS-Stats2018.pdf. Accessed: December 5, 2019.

[16] Roberts TL 3rd, Weinfeld AB, Bruner TW, Nguyen K. Universal and ethnic ideals of beautiful buttocks are best obtained by autologous micro fat grafting and liposuction. *Clin Plast Surg* 2006;33(3):371–394.

[17] Rudolph C, Hladik C, Hamade H, et al. Structural gender dimorphism and the biomechanics of the gluteal subcutaneous

tissue: implications for the pathophysiology of cellulite. *Plast Reconstr Surg* 2019;143(4):1077–1086.

[18] Frank K, Casabona G, Gotkin RH, et al. Influence of age, sex, and body mass index on the thickness of the gluteal subcutaneous fat: implications for safe buttock augmentation procedures. *Plast Reconstr Surg* 2019;144(1):83–92.

[19] Chacur R, Menezes HS, Chacur NMBS, et al. Gluteal augmentation with polymethyl methacrylate: a 10-year cohort study. *Plast Reconstr Surg Glob Open* 2019;7(5):e2193.

[20] Shah B. Complications in gluteal augmentation. *Clin Plast Surg* 2018;45(2):179–186.

[21] Oranges CM, Tremp M, di Summa PG, et al. Gluteal augmentation techniques: a comprehensive literature review. *Aesthet Surg J* 2017;37(5):560–569.

[22] O'Neill RC, Abu-Ghname A, Davis MJl, Chamata E, Rammos CK, Winocour SJ. The role of fat grafting in buttock augmentation. *Semin Plast Surg* 2020;34(1):38–46.

[23] De Meyere B, Mir-Mir S, Peñas J, Camenisch CC, Hedén P. Stabilized hyaluronic acid gel for volume restoration and contouring of the buttocks: 24-month efficacy and safety. *Aesthetic Plast Surg* 2014; 38(2):404–412.

[24] Hexsel D, Dal'Forno T, Caspary P, Hexsel CL. Soft-tissue augmentation with hyaluronic acid filler for labia majora and mons pubis. *Dermatol Surg* 2016;42(7):911–914.

[25] Blanco Souza TA, Colomé LM, Bender EA, Lemperle G. Brazilian consensus recommendation on the use of polymethylmethacrylate filler in facial and corporal aesthetics. *Aesthetic Plast Surg* 2018; 42(5):1244–1251.

[26] Serra MS, Gonçalves LZ, Ramos-e-Silva M. Soft tissue augmentation with PMMA-microspheres for the treatment of HIV-associated buttock lipodystrophy. *Int J STD AIDS* 2015;26(4):279–284.

[27] Vleggaar D, Fitzgerald R, Lorenc ZP. Satisfying patient expectations with poly-L-lactic acid soft tissue augmentation. *J Drugs Dermatol* 2014;13(4 Suppl):s40–s43.

[28] Berlin AL, Hussain M, Goldberg DJ. Calcium hydroxylapatite filler for facial rejuvenation: a histologic and immunohistochemical analysis. *Dermatol Surg* 2008;34(Suppl 1):S64–S67.

[29] Jabbar A, Arruda S, Sadick N. Off face usage of poly-l-lactic acid for body rejuvenation. *J Drugs Dermatol* 2017;16(5):489–494.

[30] Mazzuco R, Sadick NS. The use of poly-L-lactic acid in the gluteal area. *Dermatol Surg* 2016; 42(3):441–443.

[31] Lin MJ, Dubin DP, Khorasani H. Poly-l-lactic acid for minimally invasive gluteal augmentation. *Dermatol Surg* 2020;46(3):386–394. DOI: 10.1097/DSS.0000000000001967.

[32] Haddad A, Menezes A, Guarnieri C, et al. Recommendations on the use of injectable poly-L-lactic acid for skin laxity in off-face areas. *J Drugs Dermatol* 2019;18(9):929–935.

[33] Hexsel CL, Dal´Forno Dini T, Hexsel D. Cellulite: Subcision. In: Costa A., eds. *Minimally Invasive Aesthetic Procedures*. Cham: Springer, 2020. https://doi.org/10.1007/978-3-319-78265-2_100

[34] Serra F, Aboudib JH, Cedrola JP, de Castro CC. Gluteoplasty: anatomic basis and technique. *Aesthet Surg J* 2010;30(4):579–592.

[35] Cárdenas-Camarena L, Durán H. Improvement of the gluteal contour: modern concepts with systematized lipoinjection. *Clin Plast Surg* 2018;45(2):237–247.

[36] Vleggaar D, Fitzgerald R, Lorenc ZP, et al. Consensus recommendations on the use of injectable poly-L-lactic acid for facial and nonfacial volumization. *J Drugs Dermatol* 2014;13(4 Suppl):s44–s51.

[37] de Almeida AT, Figueredo V, da Cunha ALG, et al. Consensus recommendations for the use of hyperdiluted calcium hydroxyapatite (Radiesse) as a face and body biostimulatory agent. *Plast Reconstr Surg Glob Open* 2019;7(3):e2160.

[38] Rapkiewicz AV, Kenerson K, Hutchins KDS, Garavan F, Lew EO, Shuman MJ. Fatal complications of aesthetic techniques: the gluteal region. *J Forensic Sci* 2018;63(5):1406–1412.

[39] Hexsel DM, Dal'Forno T, Hexsel CL. A validated photonumeric cellulite severity scale. *J Eur Acad Dermatol Venereol* 2009;23(5):523–528.

[40] Kaminer MS, Casabona G, Peeters W, et al. Validated assessment scales for skin laxity on the posterior thighs, buttocks, anterior thighs, and knees in female patients. *Dermatol Surg* 2019;45(Suppl 1):S12–S21.

[41] Coimbra DDA, Amorim AGF. Poly-L-lactic acid in the rejuvenation of the medial and anterior arms. *Surg Cosmet Dermatol* 2012;4(2):182–185.

[42] Mazzuco R. Subcision™ plus poly-L-lactic acid for the treatment of cellulite associated to flaccidity in the buttocks and thighs. *J Cosmet Dermatol* 2020;19(5):1165–1171.

[43] Alessio R, Rzany B, Eve L, et al. European expert recommendations on the use of injectable poly-Llactic acid for facial rejuvenation. *J Drugs Dermatol* 2014;13(9):1057–1066.

[44] Goldie K, Peeters W, Alghoul M, et al. Global consensus guidelines for the injection of diluted and hyperdiluted calcium hydroxylapatite for skin tightening. *Dermatol Surg* 2018;44(Suppl 1):S32–S41.

[45] O'Daniel G. Management of late-onset, recurrent facial nodular reaction after poly-L-lactic (PLLA) injections. *J Drugs Dermatol* 2017;16(12):1297–1299.

[46] Kadouch JA. Calcium hydroxylapatite: a review on safety and complications. *J Cosmet Dermatol* 2017;16(2):152–161.

14

注射填充剂治疗橘皮组织

Rosemarie Mazzuco and Taciana Dal'Forno Dini

简介

橘皮组织和松弛是求美者寻求皮肤科医生或美容整形外科医生最常见的两种美学诉求。根据美国美容整形外科学会公布的数据，2000—2017年，对橘皮组织治疗的需求增加了55%。各种治疗方案包括非侵入性技术[2-4]，如射频、高强度聚焦超声和冲击波，以及微创技术，如激光和注射[5-7]。

2018年，美国进行了超过85万例皮肤填充剂治疗，使其成为仅次于神经调节剂的第二受欢迎的非手术美容技术[1]。考虑到所进行的外科手术和非外科美容手术的总数，北美洲地区目前排名第一，巴西排名第二。因此，许多关于在面部以外的部位使用填充剂的医学文章都有巴西的作者。

目前最广泛应用于美容非面部治疗的填充剂包括以下几种：动物或合成来源的透明质酸（HA）、聚甲基丙烯酸甲酯（PMMA）、聚左旋乳酸（PLLA）和羟基磷灰石钙（CaHA）。这些填充剂在其组成、作用方式和维持时间长短上都有所不同（见第2章）。

HA能被完全吸收，因此，这是暂时持续的。因此，需要反复注射才能获得长期的效果。以前在世界上许多国家用于身体适应证的透明质酸（Macrolane VRF30，Q-Med AB，乌普萨拉，瑞典）已退出了市场。

PMMA是一种永久性的填充剂，可以提供即刻和长期的效果。正如其分类所示，PMMA将无限期地持续在组织中存在，这一特征可能会引起人们对其安全性和潜在的长期副作用的担忧。关于身体适应证，在最近的一篇文章[8]中，53%的巴西经验丰富的PMMA注射医生表明它不适合治疗橘皮样变。这些结果证明了使用不适合皮肤使用的PMMA移植物的基本目的是在深层应用，目的是起到重塑和增大作用。

PLLA（Sculptra，高德美，得克萨斯，美国）和CaHA（Radiesse，Merz，法兰克福，德国）被美国食品和药品监督管理局批准用于矫正HIV相关脂肪萎缩和中度至重度面部皱纹与褶皱的填充剂[9-10]。

最近，为了更好地理解PLLA和CaHA的作用机制（见第2章）[11]，PLLA和CaHA被列为生物刺激剂，在一些国家如美国和欧洲已经越来越多地用于矫正身体松弛和与之相关的或由其导致的变化，如橘皮组织[9,12-14]。

解剖学结构注意事项

橘皮组织是指身体某些部位（如臀部、大腿和腹部）的皮肤出现变化（凹陷或隆起）。根据Nurnberger，Muller[15]和Hexsel[5]的研究，男性皮下组织由结缔组织分隔开的大的方形脂肪组织叶组成，与男性不同，女性皮下组织呈板层状的解剖学特征。这样的组织创伤后增厚或缩短导致皮肤牵拉，在临床上表现为表面凹陷。此外，体重增加和水肿等情况会导致脂肪叶膨胀，导致隔膜区相对回缩，在皮肤表面产生或加重凹陷（图14.1）。

内在老化和随之而来的真皮支撑力丧失导致浅表脂肪组织层微疝和褶皱样外观，是皮肤表面外观不平滑的原因，并加重橘皮样外观表现[16]。皮肤松弛是橘皮组织的一个重要加重因素，这就是为什么许多30～40岁求美者第一次主诉橘皮组织的原因（图14.2）[17]。

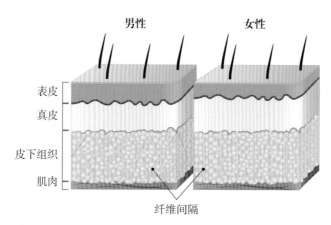

图14.1　与橘皮组织相关的解剖学结构示意图。纤维化间隔是造成其表面凹陷的原因，由水肿或体重增加引起的皮下小叶增大导致膨胀隆起。在衰老过程中，真皮胶原蛋白的缺失降低了真皮层的竞争效应

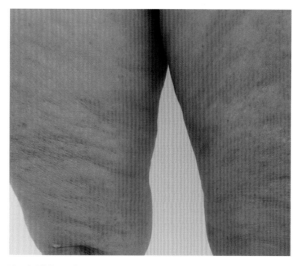

图14.2　由皮肤松弛引发并加重橘皮样外观表现

任何矫正橘皮组织的技术都应该涵盖对纤维间隔、皮下脂肪的过量沉积，以及与衰老相关的真皮和皮下支撑力丧失的治疗管理。生物刺激填充剂将有助于改善皮肤支撑力，尽管只是部分改善受影响区域的形状[18]。

求美者选择

根据橘皮组织严重程度量表[19]，橘皮组织填充治疗的最佳适应证是35～64岁的健康求美者，明显

地由于轻度至中度皮肤松弛，引起或加重皮肤变化（凹陷或膨胀），但没有超重或局部脂肪堆积。有自身免疫性疾病史或对填充剂有过敏反应的求美者是本治疗的禁忌证。同样，仅由间隔纤维化引起的凹陷求美者，由于没有下垂，不适合填充注射，相反，应该考虑切除技术[16,20]。

技术

面部的PLLA通常在术前48~96h用7~10mL无菌水稀释[12,21]。在注射时，加入2%的利多卡因。面部以外的区域最终稀释量为每瓶12~20mL[12,22-24]。作者倾向于对所有身体适应证最终稀释量为12mL[16,18,25-26]。为此，将2mL 2%利多卡因加入之前用10mL稀释的PLLA溶液中。

面部以外适应证的羟基磷灰石钙（CaHA）用生理盐水和2%利多卡因稀释，比例为1:1~1:4[27]。根据治疗区域、皮肤松弛度和皮肤厚度不同，生物刺激/皮肤紧致治疗的羟基磷灰石钙（CaHA）最佳稀释度可能会变化[28]。作者选择1:3稀释比例，即在10mL注射器中，将1.5mL羟基磷灰石钙（CaHA）、1.5mL 2%利多卡因和3mL生理盐水混合在10mL注射器中，总量为6mL。

在选择填充剂并适当稀释后，PLLA和羟基磷灰石钙（CaHA）的注射技术基本相同。在肌肉组织放松和收缩时，对求美者直立位拍照并标记[29]，如图14.3所示。有些求美者在治疗前可能需要局部麻醉。

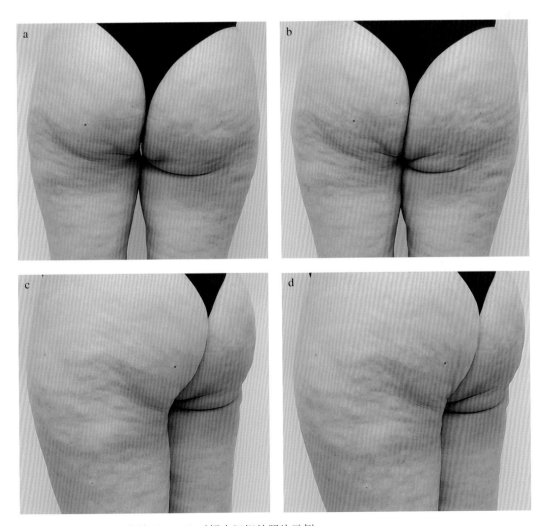

图14.3 肌肉松弛（a、c）和收缩（b、d）时橘皮组织的照片示例

当求美者躺下时，在整个治疗区使用氯己定或70%酒精溶液进行消毒。

注射可以用锐针或钝针进行。

锐针技术：用26G 1/2针，在标记区（臀部或大腿）的皮下浅层（1～1.5cm深度），每隔1.5～2.0cm注射0.1～0.2mL的最终稀释液（图14.4），均匀注射溶液。根据治疗区的大小，每次在每侧臀部或大腿各注射半瓶到一瓶PLLA，或1～2个CaHA注射器。作者建议在25cm×25cm左右的区域使用一瓶PLLA[12]或两支高度稀释的CaHA。

钝针技术：通过针孔，将22G或23G 70mm的钝针刺入浅表皮下组织，以扇形技术退针注射（图14.5），尽可能均匀地注射在整个治疗区。每侧都使用上述剂量。

一些医生使用适合部分"剥离"最浅层结缔组织间隔的钝针，形成"轻"切口，但文献中没有关于该技术的数据。然而，导致最深凹陷的较厚隔膜并不会因为钝针而被撕裂。因此，在注射填充剂之前有必要进行常规的剥离，切开隔膜[5,6,31]。这两种术式——剥离和填充注射，可以同期进行[16]。

术后，医生应进行有力的按摩，然后求美者按照5/5/5规则在家进行按摩（每次5min，每天5次，为期5天）[12,16,22]。如果求美者注射填充剂同期进行了剥离术，则只能由医生在使用选定的生物刺激材料后立即进行按摩[16]，因为接下来的一周内求美者必须佩戴封闭的压缩敷料，并且无法按摩该患处的皮肤。

根据求美者的需要，建议进行3～4次PLLA治疗，间隔时间为4～6周[12,18]。对于CaHA生物刺激/皮肤紧致，通常建议进行2～3个疗程，每个疗程之间间隔1～2个月[32]。为了增强效果，需要更多的注射容量和治疗次数[33]。治疗完成后，可能需要每年进行再次注射。

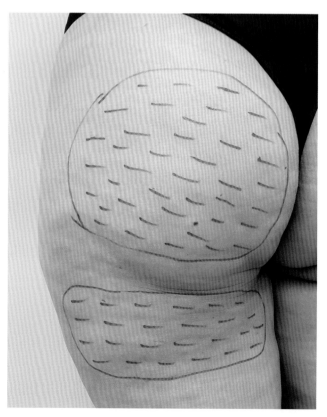

图14.4 需要用锐针注射的标记区域

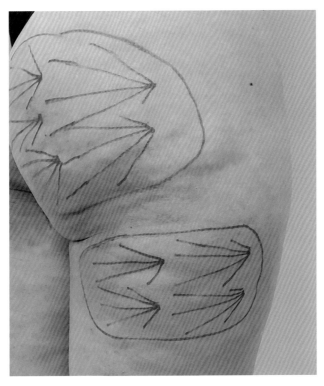

图14.5　需要用钝针注射的标记区域

结论

　　CaHA的作用在第一个月之后就已经可以观察到了（图14.6和图14.7）。CaHA以体积替代和胶原生物刺激作为主要作用机制，注射后4个月左右新胶原蛋白和弹性蛋白生成量最高，9个月时达到稳定[28,32,34]。由于其特定的作用机制，PLLA的即刻作用并不明显，在2个月后才可观察到（见第2章）（图14.8和图14.9）[11,35]。

　　注射这两种填充剂效果的持续时间是可变的。PLLA的效果可持续18～24个月[36-37]，一些报道声称效果可持续3年，建议每12～18个月进行一次维护[12]。发表的数据显示，CaHA治疗的效果可达18～24个月[32]。这可能是，当使用较高稀释度的CaHA并注射到更大的区域时，将需要进一步的治疗。

　　这两种填充剂都可以与其他设备或技术联合使用，以获得更好的效果[38]。

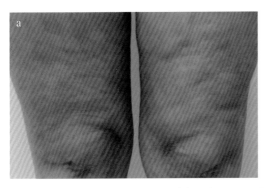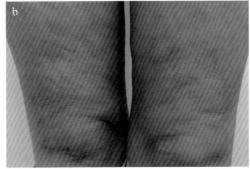

图14.6　**a.** 治疗前。**b.** 两次高稀释度羟基磷灰石钙（CaHA）（Radiesse）治疗后6周

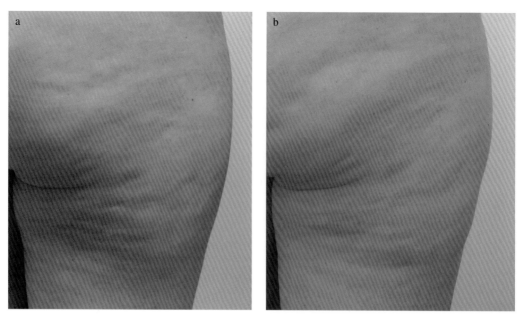

图14.7 **a.** 治疗前。**b.** 在高稀释度羟基磷灰石钙（CaHA）（Radiesse）治疗后8周

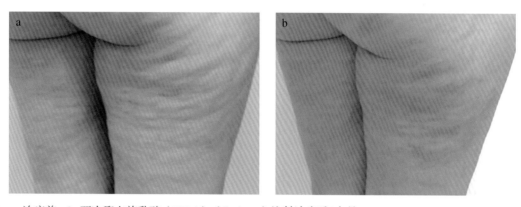

图14.8 **a.** 治疗前。**b.** 两次聚左旋乳酸（PLLA）（Sculptra）注射治疗后2个月

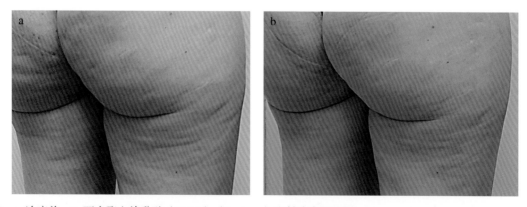

图14.9 **a.** 治疗前。**b.** 两次聚左旋乳酸（PLLA）（Sculptra）注射治疗后10周

并发症

使用生物刺激剂在非面部区域没有发生并发症的报道。然而，在面部和颈部使用时可能会出现结节和肉芽肿[25,39-41]。对于CaHA，如果出现结节，可以用利多卡因或生理盐水进行治疗，然后用力按摩[42]。由PLLA引发的结节难以治疗，一般在2～3年后逐渐消失。良好的适应证和注射技术对于在橘皮组织治疗中使用填充剂取得良好效果，以及确保填充剂的安全性至关重要。

参考文献

[1]　Cosmetic Surgery National Data Bank Statistics. The American Society for Aesthetic Plastic Surgery. 2018. Available from: https://surgery.org/sites/default/files/ASAPS-Stats2018.pdf. Accessed: December 5, 2019.

[2]　Choi SY, No YA, Kim SY, Kim BJ, Kim MN. Tightening effects of high-intensity focused ultrasound on body skin and subdermal tissue: a pilot study. *J Eur Acad Dermatol Venereol* 2016;30(9):1599–1602.

[3]　Kapoor R, Shome D, Ranjan A. Use of a novel combined radiofrequency and ultrasound device for lipolysis, skin tightening and cellulite treatment. *J Cosmet Laser Ther* 2017;19(5):266–274.

[4]　Alexiades M, Munavalli G, Goldberg D, Berube D. Prospective multicenter clinical trial of a temperature-controlled subcutaneous microneedle fractional bipolar radiofrequency system for the treatment of cellulite. *Dermatol Surg* 2018;44(10):1262–1271.

[5]　Hexsel DM, Mazzuco R. Subcision: a treatment for cellulite. *Int J Dermatol* 2000;39(7):539–544.

[6]　Perez Atamoros FM, Alcalá Perez D, Asz Sigall D, et al. Evidence-based treatment for gynoid lipodystrophy: a review of the recent literature. *J Cosmet Dermatol* 2018;17(6):977–983.

[7]　Amore R, Amuso, D, Leonardi D, et al. Treatment of dimpling from cellulite. *Plast Reconstr Surg Glob Open* 2018;6(5):e1771.

[8]　Blanco Souza TA, Colomé LM, Bender EA, Lemperle G. Brazilian consensus recommendation on the use of polymethylmethacrylate filler in facial and corporal aesthetics. *Aesthetic Plast Surg* 2018;42(5): 1244–1251.

[9]　9. Palm MD, Woodhall KE, Butterwick KJ, Goldman MP. Cosmetic use of poly-L-lactic acid: a retrospective study of 130 patients. *Dermatol Surg* 2010;36(2):161–170.

[10]　Alessio R, Rzany B, Eve L, et al. European expert recommendations on the use of injectable poly-Llactic acid for facial rejuvenation. *J Drugs Dermatol* 2014;13(9):1057–1066.

[11]　Stein P, Vitavska O, Kind P, Hoppe W, Wieczorek H, Schürer NY. The biological basis for poly-Llactic acid-induced augmentation. *J Dermatol Sci* 2015;78(1):26–33.

[12]　Haddad A, Menezes A, Guarnieri C, et al. Recommendations on the use of injectable poly-L-lactic acid for skin laxity in off-face areas. *J Drugs Dermatol* 2019;18(9):929–935.

[13]　Goldie K, Peeters W, Alghoul M, et al. Global consensus guidelines for the injection of diluted and hyperdiluted calcium hydroxylapatite for skin tightening. *Dermatol Surg* 2018;44(1):S32–S41.

[14]　Casabona G, Nogueira Teixeira D. Microfocused ultrasound in combination with diluted calcium hydroxylapatite for improving skin laxity and the appearance of lines in the neck and décolletage. *J Cosmet Dermatol* 2018;17(1):66–72.

[15]　Nürnberger F, Müller G. So-called cellulite: an invented disease. *J Dermatol Surg Oncol* 1978;4(3): 221–229.

[16]　Mazzuco R. Subcision™ plus poly-l-lactic acid for the treatment of cellulite associated to flaccidity in the buttocks and thighs. *J Cosmet Dermatol* 2020; 19(5):1165–1171.

[17]　Hexsel D, Hexsel C. The role of skin tightening in improving cellulite. *Dermatol Surg* 2014;40(Suppl 12):S180–S183.

[18]　Hexsel CL, Dal′Forno T, Hexsel D. Cellulite: Subcision. In: Costa A, eds. *Minimally Invasive Aesthetic Procedures*. Cham: Springer, 2020. https://doi.org/10.1007/978-3-319-78265-2_100.

[19]　Hexsel DM, Dal'Forno T, Hexsel CL. A validated photonumeric cellulite severity scale. *J Eur Acad Dermatol Venereol* 2009;23(5):523–528.

[20]　Hexsel D, Dal′Forno T, Hexsel C, Schilling-Souza J, et al. Magnetic resonance image of cellulite depressed lesions

successfully treated by Subcision. Letters and Communications. *Derm Surg* 2016;42(5):693–696.

[21] Vleggaar D, Fitzgerald R, Lorenc ZP, et al. Consensus recommendations on the use of injectable poly-L-lactic acid for facial and nonfacial volumization. *J Drugs Dermatol* 2014;13(4 Suppl):s44–s51.

[22] Lorenc ZP. Techniques for the optimization of facial and nonfacial volumization with injectable poly-L-lactic acid. *Aesthetic Plast Surg* 2012;36(5):1222–1229.

[23] da Cunha M, Daza F, Rezende FC, Machado Filho CDA. Poly-L-lactic acid injections in sagging body skin. *Surg Cosmet Dermatol* 2016;8(4):322–327.

[24] Jabbar A, Arruda S, Sadick N. Off face usage of poly-L-lactic acid for body rejuvenation. *J Drugs Dermatol* 2017;16(5):489–494.

[25] Mazzuco R, Hexsel D. Poly-L-lactic acid for neck and chest rejuvenation. *Dermatol Surg* 2009;35(8): 1228–1237.

[26] Mazzuco R, Sadick NS. The use of poly-L-lactic acid in the gluteal area. *Dermatol Surg* 2016;42(3): 441–443.

[27] Cogorno Wasylkowski V. Body vectoring technique with Radiesse for tightening of the abdomen, thighs, and brachial zone. *Clin Cosmet Investig Dermatol* 2015;8:267–273.

[28] Fabi S, Pavicic T, Braz A, Green JB, Seo K, van Loghem JA. Combined aesthetic interventions for prevention of facial ageing, and restoration and beautification of face and body. *Clin Cosmet Investig Dermatol* 2017;10:423–429.

[29] Nikolis A, Enright K. Methods of standardizing photography for cellulite in the buttocks and thighs. *Dermatol Surg* 2019;45(9):1208–1210.

[30] Rudolph C, Hladik C, Hamade H, et al. Structural gender dimorphism and the biomechanics of the gluteal subcutaneous tissue: implications for the pathophysiology of cellulite. *Plast Reconstr Surg* 2019; 143(4):1077–1086.

[31] Nikolis A, Enright KM, Sapra S, Khanna J. A multicenter, retrospective evaluation of tissue stabilized-guided subcision in the management of cellulite. *Aesthet Surg J* 2019;39(8):884–892.

[32] de Almeida AT, Figueredo V, da Cunha ALG, et al. Consensus recommendations for the use of hyperdiluted calcium hydroxyapatite (Radiesse) as a face and body biostimulatory agent. *Plast Reconstr Surg Glob Open* 2019;7(3):e2160.

[33] Lin MJ, Dubin DP, Khorasani H. Poly-L-lactic acid for minimally invasive gluteal augmentation. *Dermatol Surg* 2020;46(3):386–394.

[34] Marmur ES, Phelps R, Goldberg DJ. Clinical, histologic and electron microscopic findings after injection of a calcium hydroxylapatite filler. *J Cosmet Laser Ther* 2004;6(4):223–226.

[35] Goldberg D, Guana A, Volk A, Daro-Kaftan E. Single-arm study for the characterization of human tissue response to injectable poly-L-lactic acid. *Dermatol Surg* 2013;39(6):915–922.

[36] Coimbra DDA, Amorim AGF. Poly-L-lactic acid in the rejuvenation of the medial and anterior arms. *Surg Cosmet Dermatol* 2012;4(2):182–185.

[37] Bass LS, Smith S, Busso M, McClaren M. Calcium hydroxylapatite (Radiesse) for treatment of nasolabial folds: long-term safety and efficacy results. *Aesthet Surg J* 2010;30(2):235–238.

[38] Sadick N. Treatment for cellulite. *Int J Womens Dermatol* 2018;5(1):68–72.

[39] Redaelli A, Forte R. Cosmetic use of polylactic acid: report of 568 patients. *J Cosmet Dermatol* 2009;8(4):239–248.

[40] Kadouch JA. Calcium hydroxylapatite: a review on safety and complications. *J Cosmet Dermatol* 2017;16(2):152–161.

[41] Ledon JA, Savas JA, Yang S, Franca K, Camacho I, Nouri K. Inflammatory nodules following soft tissue filler use: a review of causative agents, pathology and treatment options. *Am J Clin Dermatol* 2013;14(5):401–411.

[42] Chiang YZ, Pierone G, Al-Niaimi F. Dermal fillers: pathophysiology, prevention and treatment of complications. *J Eur Acad Dermatol Venereol* 2017;31(3):405–413.

15

填充剂的并发症及其管理

Macrene Alexiades

简介

在非手术美容治疗的发展过程中，填充剂已成为最广泛使用的非手术美容治疗方式之一。除了点阵激光、化学剥脱术、皮肤紧致和减脂手术等，包括肉毒毒素和填充剂在内的注射治疗也非常受欢迎。过去5年中，注射治疗的数量增长了40%，而透明质酸填充剂（HA）在2017年的非手术方式中排名第二[1]，根据美国美容整形外科协会的统计数据，2017年有超过796 094人在美国接受了透明质酸、聚左旋乳酸（PLLA）和羟基磷灰石钙（CaHA）注射治疗[2-4]。

注射填充剂的方式，也被称为软组织填充，是经美国食品和药品监督管理局（FDA）批准的医疗器械。它们被注射到皮肤中，用于治疗中度和重度皱纹和皱褶，在艾滋病病毒（HIV）感染者中用于恢复面部脂肪损失的迹象，矫正软组织轮廓缺陷，以及丰唇[5]。

尽管注射填充剂被认为是安全的，但与这种常用治疗有关的并发症已经出现[6]。美国食品和药品监督管理局收到了930例市场报道的术后并发症（2003—2008年）病例，其中，823例是严重的，638例需要医疗治疗和跟进。

本章将讨论用于面部皱纹和轮廓，以及丰唇的填充剂治疗相关的并发症及其处理方法。

填充剂的分类

全球市场上有150多种不同的可注射填充剂。填充剂可以根据效果持续时间进行分类，如暂时性、半永久性和永久性注射填充剂。另外，它们可以根据填充剂性质（透明质酸、聚左旋乳酸、羟基磷灰石钙、硅胶）、注射深度（真皮层、皮下层、骨膜上层），或制造过程（人类源或尸体源、动物源、细菌发酵或合成）进行分类[7]。根据FDA（美国食品和药品监督管理局）对可注射填充剂的分类，将临时填充剂定义为可生物降解的，即注射一段时间后可以被降解和吸收。效果的持续时间为3个月到2年，这取决于填充剂类型、解剖区域、技术和容量。FDA分类的临时填充剂包括胶原蛋白、透明质酸（HA）、聚左旋乳酸（PLLA）和钙羟基磷灰石（CaHA）[1,8]。PLLA和CaHA因其延迟降解和潜在的长期残留效应而值得注意，因此这些填充剂被归类为半永久性的。聚甲基丙烯酸甲酯（PMMA）和硅胶被归类为永久性填充剂，因为它们不可降解，并产生长期或永久的效果（表15.1）[9-10]。

表15.1 软组织填充剂分类

类别	型号	产品名称	FDA批准	配方	治疗方向
暂时性	胶原蛋白（停产）	牛源胶原蛋白：Zyderm Zyplast	1981—1983年	高度纯化的牛源胶原蛋白，含0.3%利多卡因；Zyplast与戊二醛交联	瘢痕、皱纹、面部轮廓、唇部
		人源胶原蛋白：CosmoDerm/CosmoPlast（Allergan）	2003年	高度纯化的人类胶原蛋白来自成纤维细胞培养，含0.3%利多卡因；CosmoPlast与Dribose交联	瘢痕、皱纹、面部轮廓
		猪源胶原蛋白：Evolence（Johnson & Johnson）	2008年	35mg/mL Ⅰ型纤维状猪源胶原蛋白与D-核糖交联	中度到重度面部皱纹和褶皱
	透明质酸（HA）	Hylaform（genzyme/inamed）	2004年	来自鸡冠的透明质酸；5.5mg/mL；500μm颗粒；20%交联	中度到重度皱纹和褶皱
		Restylane（medicis）	2005年	稳定的HA来自马氏链球菌 1×10^6Da；在1,4-丁二醇二缩水甘油醚中20mg/mL Perlane与BDDE的交联大小为940~1090μ	中度至重度皱纹和褶皱、唇部
		Perlane（Medicis）	2007年		中度至重度皱纹和褶皱
		Juvederm（Allergan）	2006年	稳定的透明质酸（HA）来自马氏链球菌 2.5×10^6Da；与BDDE交联；22~26mg/mL；30HV更高交联	适用于中度至重度皱纹和皱褶
		Belotero（Merz Aesthetics）	2011年		中度至重度皱纹和褶皱
		Voluma（Allergan）	2013年	20mg/mL的交联透明质酸和含0.3%利多卡因的生理缓冲液	深层注射在脸颊部位，纠正与年龄相关的容量流失
		Volbella（Allergan）	2016年		丰唇术、矫正口周线条
		Vollure（Allergan）	2017年		持续存在18个月的皱纹和细纹
半永久性	聚左旋乳酸	Sculptra（galderma）	2004年	水中的聚左旋乳酸	面部脂肪萎缩（HIV），中度到重度皱纹和褶皱
	羟基磷灰石钙（CaHA）	Radiesse（Merz Aesthetics）	2006年	CaHA 25~45μm悬浮在甘油中	面部脂肪萎缩症（HIV）；中度到重度皱纹和褶皱
永久性	聚甲基丙烯酸甲酯（PMMA）	Bellafill/Artefill（Suneva Medical）	2006年	PMMA微球，30~50μm的PMMA微球悬浮在牛源胶原蛋白与利多卡因中	中度至重度鼻唇沟皱纹
	硅胶的药物说明书外使用	Adato Sil 500（Bausch & Lomb）Silikon 1000（Alcon Laboratories）	1994年，1997年	硅胶眼内注射	眼内注射为视网膜注射

暂时性填充剂

胶原蛋白填充剂是第一个获得FDA（美国食品和药品监督管理局）批准的可注射的填充剂。作为细胞外基质的主要蛋白质组分，其三螺旋纤维结构为皮肤提供了支持和机械性能。在老化过程中，胶原蛋白水平从第3个10年开始下降，导致皮肤萎缩和出现皱纹[11]。1981年，牛源胶原蛋白（Zyplast）被FDA批准用于在美国的美学用途。由于受到高超敏反应率的困扰，继牛源胶原蛋白之后出现的是人类衍生的生物工程（CosmoDerm/CosmoPlast）和猪源胶原蛋白填充剂（Evolence）[12-14]。所有可注射的胶原蛋白填充剂包括利多卡因（约0.3%）和磷酸盐缓冲生理盐水，浓度为35mg/mL（最高为65mg/mL）[15]。从20世纪80—90年代开始，胶原蛋白填充剂主导了美国的填充剂市场，直到1世纪初透明质酸（HA）填充剂的发展[16]。作为一种多糖糖胺聚糖，透明质酸是人类细胞外基质的主要成分。HA具有很高的储水能力，并为胶原蛋白和弹性蛋白提供支持[17-18]。HA填充剂包含重复的多糖聚合物链，并有将HA链结合在一起的交联剂。交联类型和频率的变化影响着凝胶性质、凝胶硬度、提升效果、持续时间，以及对热或酶的降解抵抗力[17]。自2003年首个透明质酸填充剂获得FDA批准以来，HA已经取代胶原蛋白成为可注射填充剂的"金标准"[19]。已经批准用于美容整形领域使用的HA填充剂有很多，包括Hylaform、Belotero以及Restylane和Juvederm系列产品[20]。

半永久性填充剂

2004年，FDA批准了聚左旋乳酸（PLLA，商业名称为Sculptra），用于面部萎缩的软组织增量，并随后用于治疗鼻唇沟（NLF）和面部皱纹[17,21]。PLLA以粉末形式包含微球，并且具有生物相容性和可吸收性。PLLA被认为是一种"生物刺激性"填充剂，据报道，其增量效果是由于刺激成纤维细胞和Ⅰ型胶原蛋白的生长[9]。PLLA被用于中下面部的体积增量[22]。

2006年，羟基磷灰石钙（CaHA，商业名称为Radiesse）获得FDA批准，用于治疗中度至重度面部皱纹和褶皱，以及与艾滋病相关的脂肪萎缩导致的面部软组织缺失[23]。CaHA由30%浓度的25~45μm的球形颗粒组成，悬浮在羧甲基纤维素钠凝胶中，它与人体组织具有生物相容性，因为颗粒由与骨骼的矿物质部分相同的钙和磷离子组成[17,24]。

永久性填充剂

FDA批准的第一个也是唯一一个永久性可注射填充剂是聚甲基丙烯酸甲酯（PMMA，商业名称为ArteFill），用于治疗鼻唇沟[25]。这种填充剂含有20%的PMMA均质微球的凝胶悬浮物，微球的尺寸为30~42μm，混合有3.5%的牛源胶原溶液和0.3%的利多卡因，它是一种不可吸收的合成物质，具有极长的效果持续时间[26]。

硅胶是一类含有硅元素的合成聚合物。硅胶填充剂的黏度取决于其分子的聚合和交联[27]。固态硅胶被用作移植假体器械，而液态形式的硅油或凝胶被用作可注射填充剂[15,27]。FDA批准了两种液态硅油用于视网膜止血：AdatoSil（博士伦）和Silikon 1000（爱尔康实验室）[28]。虽然FDA没有批准这些产品用于美容注射治疗皱纹或轮廓畸形，但它们已经被非官方使用为皮肤和软组织填充剂[15,29]。

FDA对安全性和有效性的批准

FDA对安全性和有效性的批准过程包括提交方案的临床前研究、临床研究和在某些情况下的批准后研究。填充剂属于医疗器械类别而非药物类别，因此所需受试者数量和测试范围较药物批准要求较少。各种填充剂所进行的临床前研究，包括生物相容性、植入和病毒灭活研究，列在表15.2中。生物相容性研究可能包括化学分析、细胞毒性和基因毒性。

表15.2 FDA提交的协议：临床前研究

生物相容性研究	植入研究	病毒灭活研究
化学分析	皮内反应性（兔子，72h）	测试去除DNA和RNA病毒
细胞毒性琼脂糖覆	ISO皮下植入（兔子，4周）	
遗传毒性–体外–细菌突变–小鼠骨髓微核研究	ISO肌肉植入研究（兔子，4周）	
ISO最大化致敏研究（豚鼠DTH）	ISO肌肉植入研究（兔子，12周）	
热原性研究（兔子）	USP和ISO改良的全身毒性（大鼠，13和26周；皮内注射，组织学）	
细菌内毒素（凝胶凝固技术）	兔子耳皮内植入（<24个月）与牛源胶原对比	
急性毒性（兔子，7天皮内注射）	大鼠皮内植入（<18个月）与透明质酸填充剂对比	
亚慢性毒性（兔子，14天和21天皮内注射）		
Ames试验		

临床研究通常包括随机性、比较性、多中心的（一侧对照）临床试验，大多数情况下涉及130～150名受试者。在某些FDA提交方案的子组中，可能包括400～600名受试者。对照组通常包括之前获批的填充剂。注射通常在受试者的法令纹区进行，将新的填充剂或对照填充剂随机注射到每一侧。某些但并非所有填充剂试验都包含过敏性测试，包括150～500名受试者。这些测试包括抗体的血清学检测和两个间隔14天的皮内试验的致敏研究，然后进行为期2个月的评估。临床研究中的安全数据获取包括求美者在0～14天的日记记录，基于求美者随访的即时和早期并发症的医生临床报告表格，在一些试验中进行6～12个月的随访，以及在少数试验的一小部分受试者中进行罕见的12～25个月的延长观察期。

批准后研究通常要求在上市后的24个月内进行。通常需要测试Fitzpatrick皮肤类型为Ⅳ～Ⅵ的人群，以检测色素沉着或瘢痕增生。在某些情况下，还要求更长时间的随访，如注射后1个月、3个月或6个月。少数情况下需要进行为期1～2年的延长观察期。最近，填充剂生产公司被要求提供有关超过5例的延迟不良事件的药物说明书。

FDA对所有填充剂的禁忌证包括：对填充剂物质已知过敏、严重过敏或过敏性休克病史以及出血性疾病。FDA对所有填充剂的警告包括：避免注射到血管中，如果皮肤发炎或感染应避免注射，注射可能导致单纯疱疹病毒性口唇炎再活化，尚未在瘢痕增生求美者中确立安全性，以及长期安全性尚未进行调查。

并发症

FDA将并发症分为即时性、早期和延迟性。即时性并发症指的是手术后几分钟到几小时内出现的。早期并发症是指在几天到几周内出现的。延迟性并发症被定义为几个月到几年后出现的。表15.3列出了并发症的分类。

表15.3 并发症的分类

即时性（分钟—小时）	早期（天—周）	延迟性（月—年）
淤斑	过敏/过敏反应	肉芽肿/结节
红斑	珠状肿物	瘢痕/瘢痕组织
水肿	血管栓塞	生物膜
	皮肤坏死	溃疡
	失明	淋巴水肿
	面瘫	阻塞（管内）
	感染/生物膜	
	痤疮样反应/囊肿	

来源：FDA.gov和已发表报告的回顾。

注射填充剂是一种微创治疗，伴随着从轻度到严重的并发症。并发症的发生可以分为两种主要类型，即与物质无关和与物质相关的。

任何填充剂的注射都可能出现并发症[6,30]。大多数并发症是短暂性的，并与注射过程中的水肿和淤青相关[10]。

机械性创伤

由于针头的粗细和针刺本身，所有面部填充增容方式都会对皮肤造成机械性损伤，可能出现淤斑、红肿、肿胀、疼痛、过敏、瘙痒和皮疹[30-31]。这些轻微的、即刻发生的并发症通常与注射相关而且在短时间内自行消退[9,32]。因此，许多注射医生使用钝针针头从单一进针点进行操作。锐针或钝针的规格取决于填充剂本身。对于较大的粒径或较黏稠的填充剂，所需的较大针径会导致较大的上皮撕裂和皮肤结构破坏，随之而来的是毛细血管渗漏、水肿和炎症反应的刺激[9]。

填充剂注射不当

不正确的注射技术或求美者特异性的免疫或肉芽肿反应模式可能导致注射后出现肿块和结节[30,33-34]，或者导致面部畸形和不对称[9,35]。过度矫正是指在某个区域注入过量的填充剂，可能导致填充剂在皮肤下可见或在注射部位出现肿块[1]。注射层次正确可以最大限度地减少并发症发生的风险。

感染

在罕见情况下，穿刺部位可能会感染。溶血性链球菌等病原体感染可能表现为发热、白细胞增多、体重减轻和疲劳[9,30]。可注射的填充剂可能引发单纯疱疹病毒（HSV）感染，对于有易感性的求美者，可能需要预防性用药；对于明显患有单纯疱疹病毒性唇炎的求美者，应推迟治疗[36]。

解剖部位

并发症的发生也取决于注射部位。眼周区更容易出现淤斑、水肿和血肿。血管损伤还会增加皮肤局部坏死的风险[37]。额部具有最高的皮肤坏死风险[9]。由于填充剂注射逆行流入眼动脉，所以导致失明的风险是罕见但可能发生的。当注射过量填充剂到额部时，这种风险会增加[9,38]。

过敏反应

任何填充剂而产生的过敏反应都是一种可能的但罕见的并发症。人体对外来物质的过度免疫反应在暴露于激发抗原后几分钟内发生。组织胺的释放会导致血管通透性增加、水肿、红斑、疼痛和瘙痒。对注射填充剂的皮肤过敏反应可能是轻微的，但以前有报道称由于注射填充剂而导致严重的过敏性休克[30,32]。对注射产品的延迟性过敏反应可能会在注射后几个月或几年出现[39]。对过敏反应的风险在很大程度上取决于填充剂本身。尽管在注射透明质酸后很少报道过敏反应，但使用牛源胶原蛋白和其他移植物注射的风险显著增加[16,40]。

暂时性填充剂

由于胶原蛋白注射而引起的并发症可分为两种主要类型，即过敏性和非过敏性并发症[16]。非过敏性并发症通常与注射部位有关，包括淤斑、红斑和肿胀。在注射胶原蛋白后出现疱疹或细菌感染是一种可能但罕见的并发症，在额部注射时更常见[40]。此前还有报道称出现系统性并发症，如类似流感的症状、感觉异常或呼吸困难[41]。

大约有3%的人口有可能因牛源胶原蛋白移植物而发生过敏反应。对胶原产品的延迟性过敏反应或严重过敏性休克是令人担忧的严重并发症[42]。罕见的过敏反应包括在注射部位形成异物肉芽肿[43-44]，以及囊肿或脓肿和皮肤坏死[40,45]。因此，在注射牛源胶原蛋白之前需要进行皮肤测试，时间为注射前4周[46-47]。由于大多数与治疗相关的过敏反应在第一次治疗后不久发生，一些作者建议在第一次测试结果为阴性后2~3周进行第二次过敏测试，以减少发生过敏反应的风险[48-49]。人源胶原蛋白填充剂不包含过敏反应风险[15]。

透明质酸（HA）的注射通常是一种接受度非常高的治疗方法，并且大多数的术后并发症也是可以被接受的，其中最常见的是红斑，都是轻度或中度的，并且在2~3个月可以自行缓解，无须治疗[50]。疼痛和淤斑是常见的，随着填充剂的黏度增加而增加[50-51]。过浅层的注射以及术后不足的按摩可能会增加临时性皮肤硬化[52-53]和结节[6,37]的风险，与初始治疗相比，改进上述问题后的并发症发生率较低[50,52]。透明质酸填充剂注射层次过浅或在皮肤薄且胶原支撑较少的求美者中可能出现丁达尔效应[54]。根据注射技术，可能发生疱疹复发，尤其是在唇部填充术后[6,19]。科学报道记录了局部肉芽肿反应、动脉栓塞、细菌感染，以及痤疮样和囊肿样病变的罕见发生率[6,37]。皮肤过敏反应的发生率较低，约有0.6%的接受治疗的求美者可能对透明质酸产生潜在的危险反应[19]。过敏反应病例的定义是在注射后不久出现肿胀、红斑和疼痛[9]。发生严重延迟性反应非常罕见，但有几个病例系列报道了迟发性炎症反应（注射后平均2个月）的情况，如脓肿形成、炎症和红斑[19]。

半永久性填充剂

大约8%的（通常）不可见的2~5mm皮下丘疹的风险与聚左旋乳酸（PLLA）相关[50,55-56]。PLLA延迟性丘疹和结节可触及、无症状，可能是由于注射位置不正确、悬浮液中填充剂分布不均匀、注射技术不精确（过浅层注射）、术后按摩不足，或延迟的肉芽肿反应或瘢痕组织形成的结果[30,50]。在多数情况下，PLLA结节会自行消退，但也可能持续多年[57]。这种并发症的发生率随着皮肤浅表层注射的增加而增加。上唇、下睑、额部和浅表层颊纹等皮肤较薄的部位，是结节并发症的高风险区[31]。已报道PLLA引起的肉芽肿反应可能持续几年[31,58]。对PLLA的延迟性过敏反应也可能与持续性瘙痒、水肿和红斑相关[59]。该并发症在HIV阳性人群中经常发生，可能是由于免疫调节失衡引起的。

　　CaHA最常见的并发症是注射后持续1～3周的水肿和淤斑[34,60]。水肿的完全消退可能需要数月。CaHA注射到浅表层可能会导致可见的白色结节和轻度跳动性疼痛[61-62]。在丰唇病例中，可触及和可见的CaHA结节发生率为11.6%[62]。因此，不建议在唇部注射CaHA[9]。结节通常有压痛感，在注射后的2～4周出现。未经治疗，大多数结节在4～6周会自行消退，但有些会变成永久性的，可能需要进行手术矫正[34]。CaHA的结节发生率总体很低[63]，当CaHA注射到唇部以外的区域时，目前没有报道结节的发生[9]。

永久性填充剂

　　PMMA治疗具有较高的迟发性并发症发生的风险。与其他可注射填充剂相比，注射后出现并发症的时间间隔显著增加[6]。

　　平均出现并发症的时间间隔为（37.1±25.4）个月，最长报道时间为注射和反应之间间隔6.5年。注射PMMA多年后经常报道出现慢性炎症反应[64]。对于过敏和过敏反应，发生率为0.01%，可能与存在牛源胶原相关。产品敏感性倾向于在治疗后6～24个月出现，皮肤测试是必需的[9]。据制造商报道，肉芽肿反应的发生率为1/1000。然而，结节在治疗后6个月至2年出现[6,64]，并可能累及局部皮肤组织坏死[9]。PMMA浅表层注射存在肥厚性瘢痕和瘢痕疙瘩的风险[65]。注射区域可见结节是常见的，可能在注射后持续数月至数年[25]。

　　超说明书使用液体硅酮作为填充剂可能引起多种并发症[10]。在注射过程中或注射后可能会出现暂时性轻微淤血、水肿、色素改变、肿胀、疼痛、红斑和出血。在某些情况下，会发生炎症后色素沉着[66]。过度矫正是一种与技术相关的并发症，通常在注射后12个月内出现小的结节状隆起。结节是由于注入过多的填充剂或注射层次不正确导致的。皮肤非常薄的区域，如眼周区更容易产生潜在的结节[10,66]。

　　据报道，皮肤纹理的改变可能是由于过度的纤维组织增生和组织溶解反应[10]。注射硅酮，严重并发症通常发生在治疗后数年。作为一种永久性填充剂，硅酮在体内保持多年甚至几十年，延迟性反应的潜在风险增加。文献报道了异物细胞的炎症反应、大面积皮肤坏死或肉芽肿玫瑰痤疮样皮疹的发生[28]。由于面部组织的重组和皮下脂肪丧失的增加，随着年龄的增长，注射硅酮的边界可能变得可见。尤其是在注射过量液体硅胶时，存在多年后移位或过度包囊形成的风险，形成厚壁囊性空间[67-68]。

并发症及其管理

水肿和淤斑

　　为了预防和处理早期并发症，如水肿和淤血，应在注射治疗前向求美者提供预防指南。指导求美者避免使用稀释血液的药物、食物和补品。手术当天，在治疗过程中和治疗后用冰袋冰敷。山金车和其他减少淤血的局部制剂可能有所帮助。如果出现淤血，可以使用血管激光进行治疗以加速消除淤血。

早期并发症及其管理

过敏/过敏反应

虽然罕见，但有报道称对透明质酸填充剂存在过敏和过敏反应的病例。这些病例通常在注射后几天内出现，并伴有严重的水肿，通常出现在眼周区或口周区，并伴有瘙痒。口服抗组胺药物和局部应用钙调素抑制剂或皮质类固醇药物的治疗效果良好（Fan等，2016）。

珠状肿物（肿块、结节）

在注射治疗后的即刻或早期（几天内），应将肿块或结节按摩回组织中。鼓励求美者返回诊所，由注射医生进行手动按摩，以达到预期的美学效果。

血管栓塞

如果填充剂无意中注射进血管，皮肤可能会出现即刻发白。立即用透明质酸酶注射到注射部位。使用1%利多卡因或生理盐水稀释为50～75U/mL，在0.1～1.0mL的范围内进行注射。注射到受影响区的各处，但以最初注射区为目标。如果正确使用，应立即观察到再灌注。疼痛是血供不足的症状。如果延迟，受影响的血管网将呈现红紫色的网状图案。即使几天后也建议注射透明质酸酶。帮助溶解血栓的还有在美国尚不可用的肝素衍生物，在血管栓塞后期也有帮助。已经有人推荐使用硝酸甘油局部外用以改善再灌注，但这一问题尚存在争议，临床上文献仍然支持其使用。

皮肤坏死

皮肤坏死是组织分解的结果，通常是血管栓塞或损害的后果，发生在注射后几天。皮肤呈暗淡的外观，随后会结痂。为了防止瘢痕组织形成，应采取积极而细心的伤口护理。应每天多次使用局部皮质类固醇药物、银制剂和血管扩张剂，直到伤口愈合。如有需要，监测是否有重复感染并应用抗菌药物。

失明

眼部并发症是注射填充剂最令人担忧的严重并发症。Beleznay等提供的数据显示，眼部并发症最常见发生在眉间注射区[69]。按发生频率顺序，失明的发生率依次为：眉间、鼻部、鼻唇沟、额头、眼周区、太阳穴、脸颊、眼睑、嘴唇和下颏。在造成眼部并发症的填充剂中，按照降序排列，最常见的是：脂肪、透明质酸、胶原蛋白、石蜡、PMMA、硅胶、PLLA、CaHA、聚丙烯酰胺和微粒化皮肤基质。症状包括单侧视力丧失、眼部疼痛、眼肌麻痹、眼睑下垂、外斜视或明显的皮肤变化，有一个病例报道求美者死亡。治疗眼部并发症包括透明质酸酶球后注射，按摩，应用降低眼压的药物、全身类固醇、氧气和溶栓药物。在适应证为透明质酸的情况下，重点应放在将透明质酸酶迅速注射到受损血管和球后区。

晚期并发症及其管理

肉芽肿/结节

肉芽肿或结节病变的首选治疗方法是病灶内皮质类固醇注射。可能需要多次注射才能解决问题。应向结节注射0.1~0.5mL 2.5%~4%的曲安奈德。可以每2周进行一次重复注射，直到肉芽肿/结节完全消失。

生物膜

生物膜是附着在填充剂表面的微生物聚集体，在注射部位出现疼痛、红肿和硬结。在生物膜的情况下，这些症状出现在注射后的几周到几个月之间。预防生物膜的方法包括良好的术前清洁和消毒，应避免通过口腔黏膜进行注射，不要把用于唇部的针头用于其他部位。在使用透明质酸的情况下，治疗方法包括使用透明质酸酶去除酶作用。应尽可能进行培养，并采用适当的口服抗生素治疗。有报道可以使用5-氟尿嘧啶和手术切除来治疗生物膜[70]。

淋巴水肿/阻塞

过量填充引起的淋巴水肿或阻塞的治疗方法是去除填充剂。对于使用透明质酸填充剂，应在一个或多个治疗过程中注射透明质酸酶，效果非常显著。其他填充剂可能需要进行手术切除。

结论

注射填充剂已成为最受欢迎的美容治疗方法之一，是矫正轮廓缺陷和软组织增量的首选方法。尽管注射填充剂治疗是一种微创疗法，但仍存在并发症的潜在风险。每次注射过程都会引起轻度并发症，如红肿、淤血、肿胀和疼痛。早期轻度并发症与注射过程相关，并在注射后短时间内自行消退。严重并发症，如过敏反应、肉芽肿形成、血管栓塞和皮肤组织坏死，发生在个别罕见情况下，需要及时识别和干预。并发症的严重程度在很大程度上取决于填充剂的注射部位、填充剂的类型和注射量。长效填充剂因其持久效果而受到关注，但已知其可能引发延迟性并发症，最长时间可达注射后8~10年，对于这些并发症的处理通常很困难且时间较长。

参考文献

[1] Sturm LP, Cooter RD, Mutimer KL, Graham JC, Maddern GJ. A systematic review of dermal fillers for age-related lines and wrinkles. *ANZ J Surg* 2011;81(1-2):9–17.

[2] Beasley KL, Weiss MA, Weiss RA. Hyaluronic acid fillers: a comprehensive review. *Facial Plast Surg* 2009;25(2):86–94.

[3] Kim J-E, Sykes JM. Hyaluronic acid fillers: history and overview. *Facial Plast Surg* 2011;27(6):523–528.

[4] American Society Plastic Surgeons. Cosmetic Surgery National Data Bank. Available from: http://www. surgery.org/sites/default/files/ASAPS-2011-Stats.pdf. Accessed July 25, 2018.

[5] U.S. Food and Drug Administration. Wrinkle Relief: Injectable Cosmetic Fillers. Available from: http://www.fda.gov/ForConsumers/ConsumerUpdates/ucm049349.htm. Accessed July 15, 2018.

[6] Zielke H, Wölber L, Wiest L, Rzany B. Risk profiles of different injectable fillers: results from the Injectable Filler Safety Study (IFS Study). *Dermatol Surg* 2008;34(3):326–335.

[7] Pavicic T. Fillers. An overview. *Hautarzt* 2009;60(3):233–243; quiz 244.

[8] Sclafani AP, Fagien S. Treatment of injectable soft tissue filler complications. *Dermatol Surg* 2009;35 Suppl:21672–21680.

[9] Cox SE, Adigun CG. Complications of injectable fillers and neurotoxins. *Dermatol Ther* 2011; 24(6):524–536.

[10] Hexsel DM, Hexsel CL, Iyengar V. Liquid injectable silicone: history, mechanism of action, indications, technique, and complications. *Semin Cutan Med Surg* 2003;22(2):107–114.

[11] Monheit GD. Advances in collagen fillers. *J Drugs Dermatol* 2009;812–817.

[12] Kontis TC, Rivkin A. The history of injectable facial fillers. *Facial Plast Surg* 2009;25(2):67–72.

[13] Knapp TR, Kaplan EN, Daniels JR. Injectable collagen for soft tissue augmentation. *Plast Reconstr Surg* 1977;60(3):398–405.

[14] Stegman SJ. Injectable collagen. *Plast Reconstr Surg* 1987;80(6):866.

[15] Requena L, Requena C, Christensen L, Zimmermann US, Kutzner H, Cerroni L. Adverse reactions to injectable soft tissue fillers. *J Am Acad Dermatol* 2011;64(1):1–34; quiz 35–36.

[16] Baumann L, Kaufman J, Saghari S. Collagen fillers. *Dermatol Ther* 2006;19(3):134–140.

[17] Glogau RG. Fillers: from the past to the future. *Semin Cutan Med Surg* 2012;31(2):78–87.

[18] Olenius M. The first clinical study using a new biodegradable implant for the treatment of lips, wrinkles, and folds. *Aesthetic Plast Surg* 1998;22(2):97–101.

[19] Andre P. New trends in face rejuvenation by hyaluronic acid injections. *J Cosmet Dermatol* 2008;7(4):251–258.

[20] U.S. Food and Drug Administration. Available from: http://www.fda.gov/. Accessed July 15, 2012.

[21] Nguyen AT, Ahmad J, Fagien S, Rohrich RJ. Cosmetic medicine: facial resurfacing and injectables. *Plast Reconstr Surg* 2012;129(1):142e–153e.

[22] Lacombe V. Sculptra: a stimulatory filler. *Facial Plast Surg* 2009;25(2):95–99.

[23] U.S. Food and Drug Administration. Approval Letter-Radiesse. Available from: http://www.accessdata. fda.gov/cdrh_docs/pdf5/P050037a.pdf. Accessed July 15, 2012.

[24] Marmur ES, Phelps R, Goldberg DJ. Clinical, histologic and electron microscopic findings after injection of a calcium hydroxylapatite filler. *J Cosmet Laser Ther* 2004;6(4):223–226.

[25] U.S. Food and Drug Administration. Approval Letter-ArteFill. Available from: http://www.accessdata. fda.gov/cdrh_docs/pdf2/p020012a.pdf. Accessed July 15, 2012.

[26] Lemperle G, Romano JJ, Busso M. Soft tissue augmentation with Artecoll: 10-year history, indications, techniques, and complications. *Dermatol Surg* 2003;29(6):573–587.

[27] Camacho D, Machan S, Pilesanski U, Revelles JM, Martín L, Requena L. Generalized livedo reticularis induced by silicone implants for soft tissue augmentation. *Am J Dermatopathol* 2012;34(2):203–207.

[28] Duffy DM. Liquid silicone for soft tissue augmentation. *Dermatol Surg* 2005;31(11 Pt 2):1530–1541.

[29] U.S. Food and Drug Administration. Wrinkle Fillers. Available from: http://www.fda.gov/ MedicalDevices/ProductsandMedicalProcedures/CosmeticDevices/WrinkleFillers/default.htm. Accessed October 15, 2012.

[30] Lowe NJ, Maxwell CA, Patnaik R. Adverse reactions to dermal fillers: review. *Dermatol Surg* 2005;31(11 Pt 2):1616–1625.

[31] Vochelle D. The use of poly-L-lactic acid in the management of soft-tissue augmentation: a five-year experience. *Semin Cutan Med Surg* 2004;23(4):223–226.

[32] Niamtu J 3rd. Complications in fillers and Botox. *Oral Maxillofac Surg Clin North Am* 2009;21(1):13–21.

[33] Duranti F, Salti G, Bovani B, Calandra M, Rosati ML. Injectable hyaluronic acid gel for soft tissue augmentation. A clinical and histological study. *Dermatol Surg* 1998;24(12):1317–1325.

[34] Tzikas TL. Evaluation of the Radiance FN soft tissue filler for facial soft tissue augmentation. *Arch Facial Plast Surg* 2004;6(4):234–239.

[35] Sclafani AP. Safety, efficacy, and utility of platelet-rich fibrin matrix in facial plastic surgery. *Arch Facial Plast Surg* 2011;13(4):247–251.

[36] Narins RS, Jewell M, Rubin M, Cohen J, Strobos J. Clinical conference: management of rare events following dermal fillers—focal necrosis and angry red bumps. *Dermatol Surg* 2006;32(3):426–434.

[37] Friedman PM, Mafong EA, Kauvar ANB, Geronemus RG. Safety data of injectable nonanimal stabilized hyaluronic acid gel for soft tissue augmentation. *Dermatol Surg* 2002;28(6):491–494.

[38] Lazzeri D, Agostini T, Figus M, Nardi M, Pantaloni M, Lazzeri S. Blindness following cosmetic injections of the face.

Plast Reconstr Surg 2012;129(4):995–1012.

[39] Narins RS, Bowman PH. Injectable skin fillers. *Clin Plast Surg* 2005;32(2):151–162.

[40] Hanke CW, Higley HR, Jolivette DM, Swanson NA, Stegman SJ. Abscess formation and local necrosis after treatment with Zyderm or Zyplast collagen implant. *J Am Acad Dermatol* 1991;25(2 Pt 1):319–326.

[41] Douglas RS, Donsoff I, Cook T, Shorr N. Collagen fillers in facial aesthetic surgery. *Facial Plast Surg* 2004;20(2):117–123.

[42] Mullins RJ, Richards C, Walker T. Allergic reactions to oral, surgical and topical bovine collagen. Anaphylactic risk for surgeons. *Aust N Z J Ophthalmol* 1996;24(3):257–260.

[43] Overholt MA, Tschen JA, Font RL. Granulomatous reaction to collagen implant: light and electron microscopic observations. *Cutis* 1993;51(2):95–98.

[44] Brooks N. A foreign body granuloma produced by an injectable collagen implant at a test site. *J Dermatol Surg Oncol* 1982;8(2):111–114.

[45] McCoy JP Jr, Schade WJ, Siegle RJ, Waldinger TP, Vanderveen EE, Swanson NA. Characterization of the humoral immune response to bovine collagen implants. *Arch Dermatol* 1985;121(8):990–994.

[46] Kamer FM, Churukian MM. Clinical use of injectable collagen. A three-year retrospective review. *Arch Otolaryngol* 1984;110(2):93–98.

[47] Siegle RJ, McCoy JP Jr, Schade W, Swanson NA. Intradermal implantation of bovine collagen. Humoral immune responses associated with clinical reactions. *Arch Dermatol* 1984;120(2):183–187.

[48] Klein AW. In favor of double testing. *J Dermatol Surg Oncol* 1989;15(3):263.

[49] Klein AW. Collagen substances. *Facial Plast Surg Clin North Am* 2001;9(2):205–218.

[50] Narins RS, Brandt F, Leyden J, Lorenc ZP, Rubin M, Smith S. A randomized, double-blind, multicenter comparison of the efficacy and tolerability of Restylane versus Zyplast for the correction of nasolabial folds. *Dermatol Surg* 2003;29(6):588–595.

[51] Baumann LS, Shamban AT, Lupo MP, et al. Comparison of smooth-gel hyaluronic acid dermal fillers with cross-linked bovine collagen: a multicenter, double-masked, randomized, within-subject study. *Dermatol Surg* 2007;33 Suppl:2S128–135S128.

[52] Lindqvist C, Tveten S, Bondevik BE, Fagrell D. A randomized, evaluator-blind, multicenter comparison of the efficacy and tolerability of Perlane versus Zyplast in the correction of nasolabial folds. *Plast Reconstr Surg* 2005;115(1):282–289.

[53] DeLorenzi C, Weinberg M, Solish N, Swift A. Multicenter study of the efficacy and safety of subcutaneous non-animal-stabilized hyaluronic acid in aesthetic facial contouring: interim report. *Dermatol Surg* 2006;32(2):205–211.

[54] Cox SE. Clinical experience with filler complications. *Dermatol Surg* 2009;35 Suppl:21661–21666.

[55] Vleggaar D. Soft-tissue augmentation and the role of poly-L-lactic acid. *Plast Reconstr Surg* 2006;118(3 Suppl):46S–54S.

[56] Engelhard P, Humble G, Mest D. Safety of Sculptra: a review of clinical trial data. *J Cosmet Laser Ther* 2005;7(3-4):201–205.

[57] Valantin M-A, Aubron-Olivier C, Ghosn J, et al. Polylactic acid implants (NewFill) to correct facial lipoatrophy in HIV-infected patients: results of the open-label study VEGA. *AIDS* 2003;17(17): 2471–2477.

[58] Salles AG, Lotierzo PH, Gimenez R, Camargo CP, Ferreira MC. Evaluation of the poly-L-lactic acid implant for treatment of the nasolabial fold: 3-year follow-up evaluation. *Aesthetic Plast Surg* 2008;32(5):753–756.

[59] Beljaards RC, de Roos K-P, Bruins FG. NewFill for skin augmentation: a new filler or failure? *Dermatol Surg* 2005;31(7 Pt 1):772–776; discussion 776.

[60] Bass LS, Smith S, Busso M, McClaren M. Calcium hydroxylapatite (Radiesse) for treatment of nasolabial folds: long-term safety and efficacy results. *Aesthet Surg J* 2010;30(2):235–238.

[61] Berlin A, Cohen JL, Goldberg DJ. Calcium hydroxylapatite for facial rejuvenation. *Semin Cutan Med Surg* 2006;25(3):132–137.

[62] Jansen DA, Graivier MH. Evaluation of a calcium hydroxylapatite-based implant (Radiesse) for facial soft-tissue augmentation. *Plast Reconstr Surg* 2006;118(3 Suppl):22S–30S.

[63] Goldberg DJ. Breakthroughs in US dermal fillers for facial soft-tissue augmentation. *J Cosmet Laser Ther* 2009;11(4):240–247.

[64] Salles AG, Lotierzo PH, Gemperli R, et al. Complications after polymethylmethacrylate injections: report of 32 cases. *Plast Reconstr Surg* 2008;121(5):1811–1820.

[65] Cohen JL. Understanding, avoiding, and managing dermal filler complications. *Dermatol Surg* 2008;34 Suppl:1S92–99S92.

[66] Selmanowitz VJ, Orentreich N. Medical-grade fluid silicone. A monographic review. *J Dermatol Surg Oncol* 1977;3(6):597–611.

[67] Duffy DM. The silicone conundrum: a battle of anecdotes. *Dermatol Surg* 2002;28(7):590–594.

[68] Rapaport M. Silicone injections revisited. *Dermatol Surg* 2002;28(7):594–595.

[69] Beleznay K, Carruthers JDA, Humphrey S, Jones D. Avoiding and treating blindness from fillers: a review of the world literature. *Dermatol Surg* 2015;41:1097–1117.

[70] Dayan SH, Arkins JP, Brindise R. Soft tissue fillers and biofilms. *Facial Plast Surg* 2011; 1:23–28.

16

联合治疗方法：使用填充剂、肉毒毒素和能量设备

Sabrina Fabi and Natalie Yin

简介

皮肤老化是一个复杂的生物过程，可归因于内在和外在因素。内在因素影响到内部和外部器官，是由于随着时间的推移，组织逐渐退化。外在因素与内在的老化过程相吻合，主要是由于紫外线辐射的照射[1]。总体而言，这些损伤导致皮肤萎缩、胶原蛋白变性、皮肤弹性下降、脂肪垫萎缩及骨吸收[2-3]。对这些错综复杂的解剖过程的更全面的理解促进了美容皮肤学的深度转变，与传统的单一模式技术相比，三维多模式方法更受欢迎。因此，联合治疗方法正日益成为临床实践的主流。通过使用多种非侵入性或微侵入性疗法，同时聚焦于上述解剖过程，可以取得良好的美学效果，求美者的满意度得到了加强[4-5]。人们希望在优化效果的同时最大限度地缩短时间和提高效率，这可能进一步支持这一趋势。2016年，美国有近一半的美容求美者同期接受多种方法的联合治疗[6]。在本章中，我们将回顾迄今为止文献中报道的肉毒毒素和基于能量设备与注射的联合治疗，讨论联合治疗的一般建议和适应证，并强调此类治疗的安全性和有效性。

肉毒毒素和基于能量的设备

本书的其他章节介绍了不同类型的激光器及其适当的使用方法。因此，我们将重点介绍其他方式，然后再介绍所有常用于面部年轻化的联合治疗方式，即肉毒毒素、激光和光设备、射频（RF）设备和可视化的微聚焦超声（MFU-V）。

肉毒毒素

肉毒毒素（BoNT）通过肉毒杆菌的厌氧发酵产生，通过抑制神经肌肉接头处的运动神经元释放乙酰胆碱而发挥作用。这种抑制导致受影响的肌肉出现暂时性的化学性神经支配，从而导致不同程度的肌肉瘫痪，至少持续3个月[7]。BoNT-A是最经常使用的血清类型，具有涉及不同的美容和治疗范围的适应证[8]。当由有经验的临床医生施用时，BoNT已被证明在改善静态和动态皱纹的外观，以及增强面部轮廓方面是安全和有效的[9-10]。

激光和光设备

激光和光设备经常被用于面部年轻化治疗，用于治疗色素沉着和光老化，以及皮肤纹理重塑和紧致。前者可以用强脉冲光（IPL）和其他血管或色素激光器治疗，而后者可以用剥脱性和非剥脱性红外激光进行矫正。

IPL设备使用非相干和广谱波长的过滤光源发射500～1200nm的光[11]。尽管它的光谱很宽，但IPL可以通过使用截断器对特定的波长范围进行修改，从而提高目标的选择性。IPL通过对氧/脱氧血红蛋白和黑色素的光热解，分别针对血管病变和色素沉着，有效地治疗光老化[12-13]。除了改善日光性皮炎的皮肤症状外，IPL还被证明可以通过上调前胶原1和3，以及下调基质金属蛋白酶1和2等蛋白分解酶来刺激真皮胶原蛋白的产生[13,17]。IPL治疗后的并发症通常是温和和暂时性的。轻微的结痂和红斑是可以预见的，而紫癜和未治疗区域的条纹很少见[11,18]。此外，如果不对深色皮肤类型的求美者采取适当的预防措施（如更长的脉冲间期，更高的截止时间），可能会出现残余的色差[19]。

在引入非剥脱性技术之前，传统的剥脱性激光器，包括掺铒钇铝石榴石（Er∶YAG，2940nm）和二氧化碳（10 600nm），以前被认为是治疗面部光损伤和皱纹的金标准[20]。然而，剥脱性疗法产生的非特异性热损伤程度增加了停工期、瘢痕和永久性延迟色素沉着的风险[21]。相比之下，非剥脱性激光治疗会造成有选择的真皮损伤，而不损伤表皮[22-25]。由于这个原因，实践者更喜欢非剥脱性的更安全的治疗方式。然而，这些设备的疗效更为有限[22]。

射频设备

非剥脱性射频治疗包括通过应用快速交替的高频电流来控制真皮加热。加热的深度主要取决于电组织阻抗、电流频率、冷却方法，以及电极数量和类型[26]。在这种加热过程中，通过胶原蛋白收缩、新胶原蛋白生成和伤口重塑的方式使皮肤紧致和伤口重塑[27]。在临床上，导了了皮肤松弛和纹路外观的改善。用于医学美容的射频设备可分为3个主要类别：电流单极、磁场单极和电流双极。

使用单极射频（MRF）设备，电流从换能器流向求美者身体上的接地垫，达到3～4mm的深度[28-29]。通过固有的电组织阻抗产生热量[30]。与某些激光不同，黑色素在MRF诱发的凝固性损伤中相对无害，使这种技术适用于所有皮肤类型[31-32]。MRF治疗已被证明在面部使用时能明显增加Ⅰ型和Ⅲ型胶原蛋白，并且大多数被美国食品和药品监督管理局（FDA）批准用于改善眼周皱纹及止血[33]。

双极射频在两个或多个活性电极之间产生电流流动。这些电极被放置在靠近治疗区的地方。与MRF相比，双极射频具有更多的筋膜穿透深度（0.5～2mm），大约是电极之间距离的一半。然而，这种有限的穿透力与较少的疼痛相关。此外，精确的电极放置允许更多的控制治疗分布[34]。

最后，单极射频技术在一个单一电极周围的全向磁场中提供能量。与MRF不同，单极射频无须使用接地板[35]。

可视化的微聚焦超声

微聚焦超声是一种基于能量的方式，它将超声波导向真皮、皮下组织和肌筋膜平面中的精确识别点，以产生明显的热凝固点（TCP）。TCP的温度达到60～70℃，3个深度形成微凝固区：4.5mm、

3.0mm和1.5mm。这项技术在治疗前和治疗过程中利用治疗性超声图像，以确认换能器与表皮层的贴合，并准确确定治疗目标的深度[36-37]。治疗后立即发生组织收缩，与分子内氢键的破坏相对应，而延迟的新胶原蛋白生成最早可在治疗后3个月内看到，并持续6个月。MFU-V（Ultherapy®; Ulthera Inc., Mesa, AZ/Merz Pharmaceuticals GmbH, AZ）具有改善眉部、颈部下垂和改善胸部皱纹的指征[5]。

为什么要联合治疗？

归根结底，采用联合治疗方法使衰老的面部恢复活力的目的是实现最佳审美效果和更高的求美者满意度，同时保持最高的安全标准。越来越多的证据支持多模式联合治疗方法的好处，因为同期使用的治疗方法已经显示出附加和协同的好处[38-44]。将BoNT注射剂和能量装置联合使用，已被证明是安全的，并且比单一疗法更有效[4]，这两种注射物都被证明可以安全地刺激胶原蛋白的合成[45-47]。填充剂机制涉及通过机械性的真皮拉伸来激活真皮成纤维细胞。相反，BoNT并不能刺激成纤维细胞的增殖，而是上调Ⅰ型胶原蛋白的表达，并减少参与胶原蛋白降解的成纤维细胞酶的产生。协同作用下，BoNT似乎可以延长软组织填充剂的寿命，通过重复的肌肉活动最大限度地减少填充剂的吸收，而填充剂可以增强皮肤平滑效果[39,48]。关于求美者满意度和与综合美容治疗有关的心理益处，多中心、前瞻性、单盲的HARMONY研究证实了使用BoNT、填充剂和比马前列腺素眼药水的多模式联合治疗计划的积极益处[44]。

MFU-V也可能与填充剂产生协同效应，但数据更为稀少[5]。在一份调查MFU-V对透明质酸（HA）和羟基磷灰石钙（CaHA）填充剂的影响的单独案例报道中，作者没有发现联合使用的并发症，包括改变填充剂外观、移位或增加炎症。然而，他们确实报道了使用MFU-V和CaHA的胶原纤维密度增加和增厚，治疗后效果持续6个月[5]。同样，在注射了HA、CaHA、聚左旋乳酸（PLLA）、硅酮和胶原蛋白的皮肤上直接进行多次MRF（Thermage，Solta Medical），并没有促进即时的不良组织反应，也没有对各种填充剂的停留时间产生不利影响（4个月后检查）。此外，在射频治疗后，注射了填充剂（Restylane、Sculptra、Radiesse）的区域内和周围的胶原蛋白沉积都有增加[49]。在另一项前瞻性的多中心试验中，当非剥脱性红外1320nm Nd：YAG激光器（CoolTouch, New Star Lasers）、1450nm二极管激光器（SmoothBeam, Candela Laser）和IPL在HA薄膜上立即进行照射时，在同时进行激光/IPL治疗的所有部位都没有观察到凝胶移植物被破坏或改变的证据，而且HA凝胶在求美者之间以及激光治疗和未治疗的部位之间没有质量和数量上的区别[11]。

求美者满意度可能因多模式治疗方法的协同效应而提高，但便利性也肯定是一个重要的因素。在联合治疗中，求美者可以免于多次就诊的不便。在对作者治疗的求美者进行的回顾中，在同一天接受神经调节剂、光纤和激光或光的联合治疗的求美者，与那些在1年内接受相同治疗或只接受单一模式治疗的求美者相比，在同一天接受神经调节剂、光纤和激光或光的联合治疗的求美者满意度更高。此外，当同期进行多种治疗时，停工期可以合并[50]。

联合治疗的顺序和时间安排

进行治疗的步骤顺序主要取决于医生的经验和偏好，以及求美者的愿望和期望。如果治疗的时间间隔较长，可以先注射神经调节剂，然后再注射软组织填充剂和皮肤紧致剂[51]。在这种情况下，治疗间隔12周可能是理想的，以便在下一次治疗之前解决局部并发症。此外，这也为医生提供了时间来评估每次治疗的效果。然而，如果需要当天治疗，神经调节剂和软组织填充剂可以按任意顺序进行，有些作者倾向于先注射填充剂，以避免BoNT因填充剂操作而移位[52]。当时间限制需要同期进行MFU-V或射频与注射剂治疗时，建议将紧致皮肤作为初始治疗，以避免多用途传感器或电极的污染，并在理论上避免填充剂的移位和（或）肉毒毒素的扩散。在注射填充剂之前或之后，可以用激光或基于光的方式来改善浅表的皮肤状况，如色差，但BoNT必须在二者之后，这可能会根据临床医生的经验和偏好而有所不同。

联合治疗的建议

上睑

上面部和眼周区特别容易受到早期衰老迹象的影响，原因有几个：额骨逐渐吸收和额头脂肪垫体积损失导致眉毛失去支撑和下垂，动态肌肉活动对缺乏弹性的额头皮肤的重复拉扯导致出现明显的面部皱纹，随着时间的推移，新胶原蛋白的减少以及颞部的软组织损失导致面部逐渐凹陷[53]。由于这些变化中的每一个都错综复杂地影响着另一个，上面部的年轻化包括将额头、眉间和颞部作为一个审美单位来评估。应联合应用多种方法，注射BoNT来控制肌肉，注射软组织填充剂来矫正前额的凹陷并减轻颞部的凹陷，使用激光或光类设备来改善肤色，并通过真皮乳头层新生胶原蛋白来改善静态皱纹，以及使用MFU-V和/或射频来紧致皮肤以使眉毛提升。

眉毛下垂

轻度至中度的眉毛下垂可以通过联合注射BoNT、MFU-V和HA填充剂来改善。BoNT被认为是实现这一目的的第一线，特别是对于那些有中度到重度老化迹象的人[51]。神经调节剂可以有效地提升和塑造眉毛，这也是女性经常需要的[54]。虽然BoNT单独应用于眼睑复合体已被证明可以提升横向、中央和内侧的眉毛，但重要的是要注意，BoNT治疗可能会恶化上睑下垂，这取决于注射剂量和额头注射的位置[55]。

MFU-V也被证明对治疗眉毛下垂有效，在一项研究中，眉毛高度提升了1.7mm。它的疗效被认为是由于它能够同时针对皮肤的皮层和肌肉层，从而产生可量化的组织收缩[56]。如果MFU-V、RF、BoNT和填充剂在同一天使用，则MFU-V或RF首先进行，填充其次进行，BoNT最后注射。

在眼轮匝肌后部脂肪垫上使用HA凝胶，可进一步帮助丰满和提升眉毛[57]。鉴于该位置的解剖学变化较大，可逆性填充剂可能是首选，再生类也是一种选择[51]。无论选择哪种填充剂，都应谨慎使用，以避免血管内注射到眶上动脉。逆向运动可导致严重并发症，包括永久性视力丧失或中风[58]。缓慢注射和小剂量注射是理想的，应考虑使用钝针[57]。

颞部体积缩小

衰老的最早迹象之一是颞部凹陷。由于这种逐渐明显的凹陷，使曾经从眉毛到颧弓的平滑过渡被打破。眶缘和其后部的阴影有增无减，眉尾向内侧移位，显得更短[59]。这个区域的容量恢复可以创造一个年轻的颞部轮廓，并提供结构上的支持，使眉毛和面部得到轻微的提升（图16.1）。

目前没有任何规格的填充剂被FDA批准用于颞部；然而，非说明书使用的HA填充剂包括

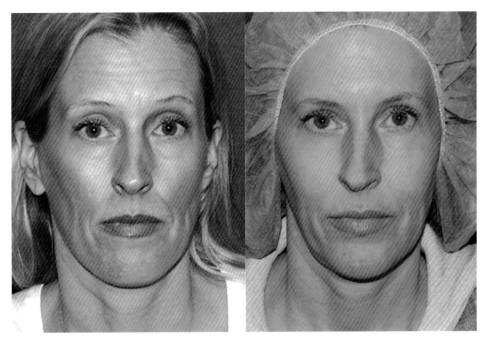

图16.1　一位43岁的求美者在接受强脉冲光治疗后（每6个月维持一次）5年，立即对全脸进行聚左旋乳酸治疗（然后每年维持1次），当天立即进行1440nm二极管激光治疗。2周后用BTX-A治疗眉间纹、抬头纹和鱼尾纹（每3个月维持一次）

Restylane Lyft（Galderma Laboratories, Forth Worth, TX）或Voluma（Allergan, Irvine, CA）、PLLA（Sculptra Aesthetic, Galderma Laboratories）和羟基磷灰石钙（CaHA）（Radiesse, Merz, Raleigh, NC）很常见[57]。当考虑到颞部血管时，颞肌下方的骨膜平面被认为是一个相对安全的注射平面，尽管建议在注射前进行抽吸，以减少血管内注射的风险，因为后部的颞深动脉在骨膜和颞深筋膜之间走行。也建议小剂量注射。黏度较高的填充剂及生物定时剂是首选，以获得较大的结构支持。稀释的HA或低G'值填充剂也可以考虑在皮下注射，以获得筋膜和平滑的矫正。考虑到颞上动脉的额部分支的异常走向，建议在这个平面上要谨慎治疗。

抬头纹

采用肉毒毒素、填充剂和点阵消融激光设备相结合的方法来治疗抬头纹是非常成功的。同时使用肉毒毒素和填充剂来治疗抬头纹已经证明是安全的，而且可以比单独使用肉毒毒素更有效[41]。用BoNT单药治疗额肌可能会导致不必要的眉毛下垂，特别是当求美者在依靠额肌收缩来抬高眉毛时。在这些求美者中，如果将BoNT治疗限制在特定部位，则可以避免眉毛下垂。然后，可采用皮内HA填充剂来均匀注射剩余的静态纹，但建议谨慎治疗，因为耳上动脉和眶上动脉的分支在眼眶边缘上方1～1.5cm处[57]。另外，对于萎缩性额头，可考虑在额下、骨膜前平面弥散注射稀释的HA填充剂，以进一步支持额肌，并间接改善剩余静态皱纹的外观[60]。

添加激光设备可以进一步改善额头褶皱的外观。使用BoNT已被证明可以延长和保持在二氧化碳激光焕肤前实现的额部皱纹矫正[61]。BoNT通常在剥脱性或非剥脱性激光焕肤前1～2周进行注射，不建议在同一天进行，因为BoNT可能会因组织肿胀而扩散。

眉间纹

眉间复合体频繁的肌肉运动是其容易出现深层静态皱纹的原因。虽然注射BoNT可以减少这些静态皱纹，但当它与HA填充剂联合使用时，效果更佳。与单独使用BoNT相比，在静息和最大皱眉治疗量的情况下，两者联合使用能更大限度、更长时间地改善眉间纹[62]。然而，失明和皮肤坏死是这个区域的潜在风险，因为耳蜗上动脉、眶上动脉、外眦动脉和鼻背动脉都位于眼睑复合体内。因此，可逆的填充剂可能是首选，建议在皮内直接向皱纹区注射少量的填充剂[57]。

Revance Therapeutics公司正在开发一种很有前途的肉毒毒素治疗方法，该方法已证明可以改善眉间纹，持续时间长达6个月（RT002）[63]。

眼周纹（鱼尾纹）

BoNT对改善眼周深层皱纹很有效。然而，当与某些激光治疗联合使用时，这种效果会更加明显。与单独使用IPL相比，BoNT与IPL联合使用已被证明能更明显地改善眼周纹、色斑、毛细血管扩张、毛孔大小和皮肤纹理的外观[64]。在接受二氧化碳激光治疗的求美者中，BoNT已被证明能够长期和持续地减少眼周纹。当将BoNT与不会引起多组织肿胀的光设备或激光治疗相结合时，BoNT可以在同一天最后进行注射。如果进行非剥脱性或剥脱性红外激光治疗，建议在激光治疗前12周进行BoNT治疗，也可以在皮肤重新上皮化和肿胀消退后进行，以避免扩散到颧骨肌肉（图16.2）。由于该部位的真皮和皮下组织较薄，而且皮肤与眼轮匝肌紧密相连，在注射后因肌肉收缩而导致填充剂聚集，因此很少使用眼周静态纹填充剂。

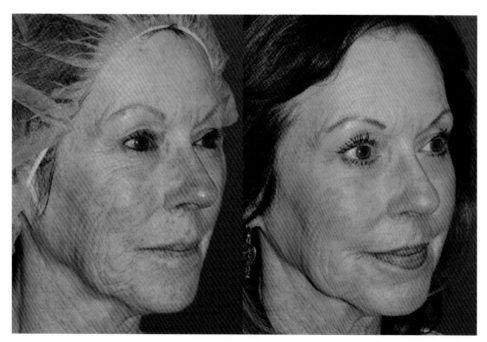

图16.2　一位54岁的求美者，对全脸进行3次聚左旋乳酸治疗，对眉间纹、抬头纹和鱼尾纹进行BTX-A治疗后1年，再对全脸进行强脉冲光治疗，对个别部位进行调Q开关激光治疗，对眼睛和口周区进行全消融式CO_2激光重塑，以及对全脸进行分次CO_2治疗后1个月

中面部

中面部在很大程度上影响了面部形状，从而影响了面部吸引力。高而圆的脸颊通常呈现出一种年轻的外观。然而随着时间的推移，中面部的所有部位都会出现老化[65]，脸颊失去了上提力量，鼻唇沟

（NLF）更加明显，因为上颌骨吸收、中面部深层脂肪区萎缩、浅层脂肪移位，使曾经美观的心形脸变成不太理想的梨形或"正三角"形[54,65-66]。进一步导致这种不理想的脸形改变的是骨性眼眶的逐渐扩大和增宽，减少了对内侧和外侧眼轮匝肌下脂肪垫的骨骼支撑，造成与下眼眶脂肪垫的分裂，导致出现眶下凹陷[67]。

脸颊容量变化

中面部容量的增加加强了面部结构的支持，在大多数情况下，是面部年轻化的第一步[51,68]。CaHA和PLLA是中面部容量恢复的最佳选择，现在有几种具有高黏性的HA填充剂被证明对恢复中面部容量同样有效[69]。在一项对63名求美者的研究中，两项MRI检查结果均显示，在骨膜上注射HA可诱导形成囊状物、纤维化和（或）钙化/骨化，这有助于临床上维持增容效果，平均为21.6个月（范围为12～93个月），甚至在填充剂吸收后也是如此[3]。CaHA在治疗后近2.5年的MRI上显示出类似的持久体积[4]。一项动物研究也证实，PLLA移植到骨附近后，与注射填充剂相邻的骨显示出纤维整合[45]。此外，使用低容量的HA填充剂进行中面部容量矫正的安全性和有效性已得到证实，求美者满意度较高[69]。中面部容量置换术不仅能恢复圆润饱满的脸颊外观，还能抚平颊部线条，并通过为筋膜脂肪垫提供结构性支持，同时改善面部邻近部位的外观，包括鼻唇沟和眶下凹陷（图16.3）[70]。因此，如果鼻唇沟、眶下凹陷和颊部线条需要进一步填充，则最后进行此项治疗[51]。

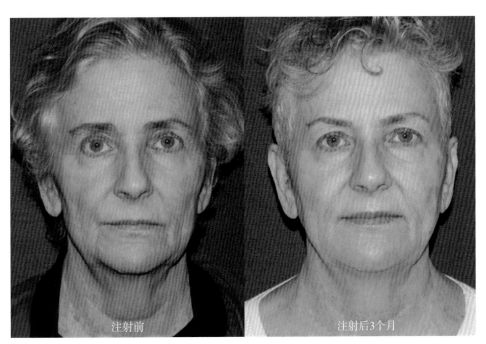

图16.3　一位60岁的求美者，在中面部和下颌角注射3mL Vycross透明质酸（HA）20mg/mL，在嘴唇上注射1mL Hylacross HA，然后在同一天注射48U的BoNT-A到眉间纹、抬头纹和鱼尾纹，以及44U到颈阔肌

眶下区

眶下皮肤年轻化可以通过综合方法有效实现。在一项使用MFU-V的研究中，使用1.5mm的探头通过瞄准深层真皮紧致松弛的眼睑皮肤，并使用3.0mm的探头收紧眶隔。使用计算机断层扫描从眶上缘最下点和眶下缘最上点之间的直线到眶隔最突出点的距离的平均（SD）变化是右眼为0.51（0.23），

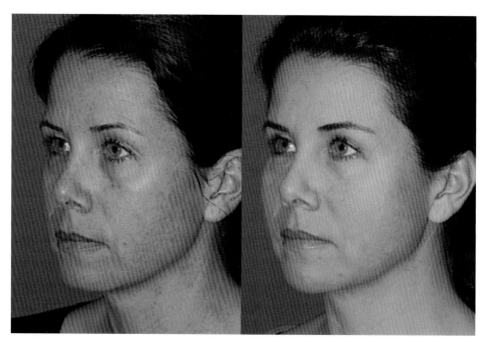

左眼为0.54（0.17）。根据客观评估，15名受试者中的13名（86.7%）得到了改善或明显改善，根据主观评估，15名受试者（100%）均得到改善或明显改善。在一项类似的研究中，MFU-V被用于矫正下睑松弛[71]。

当MFU-V与填充剂联合使用时，应先进行MFU-V治疗，1~2周后，一旦这些部位的微肿现象得到缓解，再进行填充剂注射。这种顺序可以准确地评估在这种微妙区内进行填充剂注射的位置。相比之下，只要在MFU-V治疗之后不进行非剥脱性或剥脱性激光治疗，BoNT就可以在MFU-V的同一天进行（图16.4）。当BoNT和MFU-V同期治疗时，BoNT治疗应在最后进行。

图16.4　一位36岁的求美者，在中面部、下颌和下颌后角注射2mL透明质酸（HA），并在泪沟注射1mL HA（每年维持一次）后，立即在眉间纹、抬头纹、鱼尾纹、降口角肌、下颌和咬肌上注射BoNT-A（每6个月维持一次），1个月后对全脸进行强脉冲光治疗，在眼周进行CO_2全剥脱性治疗

鼻部

　　上颌骨以及各种肌肉影响鼻子的位置和皱纹的形成。鼻肌有一个横向和耳郭部分，鼻翼肌存在于鼻翼上方，参与鼻翼的翻转。鼻横肌的收缩会产生鼻斜线，提上唇鼻翼肌的收缩会形成鼻斜线和鼻梁斜线，也就是"兔子线"[72]。BoNT在矫正这些皱纹的外观方面是安全和有效的。在说话和微笑等活动中，压低鼻翼的肌肉会使鼻尖向下移动[73]。这块肌肉产生于口轮匝肌和中切牙及外切牙上方的骨膜处，然后走行至鼻中隔或内侧仓。值得注意的是，提上唇鼻翼肌、眼轮匝肌和颧大小肌也在鼻部运动和皱纹中起作用。为了改善微笑时鼻尖的下移，可以将PLLA或高黏性的HA注射到颌前间隙/梨状窝中，为鼻基底和相应的肌肉提供骨骼支持。对于肌肉活动时下垂加重的求美者，BoNT可以在注射填充剂的同一天注射到鼻翼下垂部位。

　　填充剂也可以作为一种有效的非手术选择，在中面部重塑鼻子。然而，填充剂隆鼻术的安全实施取决于对鼻部解剖学结构的详细了解。该区域丰富的血管丛使其特别容易受到血管损伤[74]。鼻背部分由鼻背动脉供应，该动脉是眼动脉的一个分支[75]。注射压力过高会导致填充剂逆行进入眼动脉，造成失明[76]。另一个解剖学结构上的考虑因素为鼻部皮肤的质地：近端皮肤通常较薄且较有弹性，而向鼻

尖方向则较厚[77]。由于该部位的敏感性，经验不足的注射医生可能会选择可逆性填充剂，而使用刺激性药剂求美者舒适度较高，但并不可取。

光损伤

使用基于能量的设备，可以进一步实现中面部的皮肤紧致和年轻化。MFU–V可与填充剂联合使用改善皮肤松弛[78]。此外，与上面部一样，各种激光器（如前所述）可用于进一步提高中面部和下面部皮肤的表面纹理和外观。光损伤、血管病变和整体皮肤纹理都可以用IPL来矫正。在可接受停工期增加的情况下，也可以使用剥脱性治疗的方式。与上面部类似，如果MFU–V或射频与BoNT或填充剂在同一天使用，则MFU–V或射频首先进行治疗，填充剂其次进行治疗，BoNT最后进行治疗（图16.5）。用激光或光照方式改善浅表层的皮肤状况，如色斑，可在填充剂治疗之前或之后，以及在BoNT治疗之前进行，但这可能因临床医生的经验和偏好而有所不同（图16.6）。

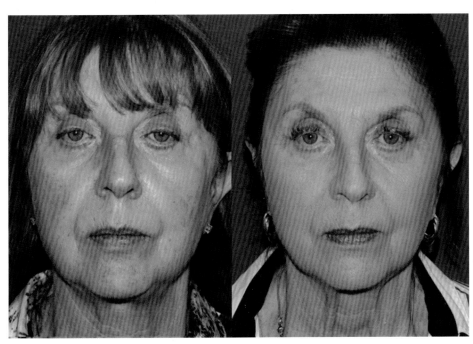

图16.5　一位63岁的女性在MFU–V治疗后5年，当天立即进行了强脉冲光治疗，紧接着对中面部、颌前沟、下颌和下颌后角进行了透明质酸填充治疗（每年保持一次），对眉间纹、抬头纹、鱼尾纹和降口角肌进行BoNT–A治疗（每年保持两次）

下面部

在衰老过程中，特别是在女性中，下面部会发生巨大的美学变化[79]。随着下颌骨的高度和长度的缩短，下颌骨的轮廓也会消失[80]。这种骨质吸收加上脂肪从中面部流失，皮肤和保持韧带中的胶原蛋白减少，以及真皮中的弹性纤维断裂，导致出现下颌骨和突出的黑色褶皱。口腔黏膜向下翻转，是由于长期的拉扯造成的。在下颌骨上收缩的降口角肌（DAO）正在被吸收，最终出现严重的木偶纹[81]。反复使用口轮匝肌和颏肌，再加上紫外线照射等外在因素，分别导致径向唇纹和卵石样下颌的形成[52]。虽然重复和持续的肌肉收缩在逻辑上与下面部衰老相关，但颈阔肌的静止张力也是这一过程的主要贡献者，因为颈阔肌副唇深达DAO，在其内侧重新出现，与口轮匝肌、降下唇肌和颏肌相互连接和融

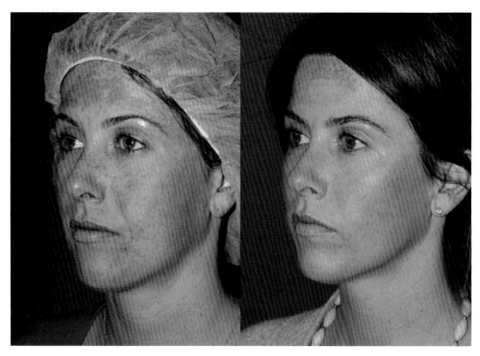

图16.6 一位31岁的女性在接受1927nm二极管激光治疗全脸2个月后，1个月后在中面部和下颌注射2mL透明质酸，在眉间纹、抬头纹、鱼尾纹和鼻肌注射BoNT-A

合，而下颌旁颈阔肌则附着于吸收的下颌骨，以及下面部皮肤和皮下层，参与口角的下拉，形成口角下方的水平纹，形成颊部垂直的纹路，以及下颌线的钝化[82-83]。

口周

　　虽然唇部被认为是口周区的中心，但如果充分恢复口周复合体的支持结构，则可以避免注射填充剂到唇部。从口腔汇合处延伸到下颌骨的曲线状线条被称为口角纹或"木偶纹"。DAO和颈阔肌在说话时的反复收缩会逐渐加深这些皱纹[84]。使用BoNT注射到DAO和颏肌，HA注射到下颌角、颏前沟和下颌，以避免下颌变方和男性化，但为颏肌、降下唇肌和DAO提供骨骼支持是最理想的，因为它已被证明比单独使用任何一种治疗效果都要好[9,38-39,84]。肉毒毒素可首先注射到DAO、颏肌和颈阔肌，以限制下面部的减压作用。这不仅能软化径向唇纹，还能使口腔汇合处自然上转[84]。然后可以在BoNT治疗2周后进行软组织填充，以观察肉毒毒素的效果，或在当天紧接着填充治疗后进行[85-86]。在沿上颌骨、颧骨和下颌骨获得适当的软组织支持和周围结构放松后，可在嘴角注射填充剂。在口周区和唇部，可逆的HA制剂通常是首选，因为在那里轻微的隆起可能会很明显。垂直唇部皱纹也可以用BoNT和更柔软、更有弹性的HA组合来成功治疗[84]。HA填充剂首先沿唇缘注射，必要时再注射唇红，以便为口轮匝肌提供支持，形成口周纹。在上唇皮下注射少量的填充剂，以支持肌肉并改善垂直皱纹，同时注意不要失去从上唇皮下到唇红边界的Glogau-Klein斜面。可以在每一侧的1~2个注射点位沿唇缘注射少量BoNT，以松解口轮匝肌，进一步改善皱纹的外观。剩余的静态皱纹可以通过使用完全或分次剥脱技术来改善，可以在使用注射剂的1~2周后进行治疗。

　　皮肤收紧设备可以进一步帮助治疗看起来憔悴的下面部。MRF、双极射频和MFU-V可刺激新胶原蛋白的生成，并有助于减少口周纹和鼻唇沟的出现，但效果不如剥脱方式[28,56]。

颊部放射状纹

软化颊部放射状纹的第一步是矫正潜在的组织支持损失。这可以通过向中面部和下颌骨（即后角、下颌前沟和下颌）注射高黏度填充剂来实现，从而使软组织变硬。然后，在颊部脂肪垫上注射流动性更强的HA填充剂、PLLA或稀释的CaHA，以便为皮肤提供更多的真皮底部支持。剩余的线条可以用低黏度、柔软的HA进行皮内注射，但要注意不要过量注射，否则会影响表情的自然度。剩余的静态纹可以在以后用剥脱技术进行治疗。最后，BoNT可以用在进行容量置换后，以进一步减少脸颊放射线的出现[83]。

下颌线和下颌

突出的下颌是老龄化求美者的一个常见的主诉，是由渐进的皮肤松弛和脂肪重新分布造成的。MFU–V和射频可用于改善下颌突出，以有效治疗与年龄相关的皮肤松弛，使下颌线更加美观。一项大型的前瞻性研究表明，使用MFU–V的双深度治疗方法对改善下颌骨轮廓和减少下颌骨皮肤松弛有效。在受试者（$n=93$）中，盲审人员报道58.1%的受试者皮肤松弛得到改善，定量评估显示63.6%的受试者皮肤松弛得到改善，在治疗后90天，65.6%的受试者认为其下面部和颈部的皮肤松弛得到了改善[87]。Fabi等的研究也表明，在健康女性的面部和上颈部使用MFU–V疗法有良好的治疗效果（$n=48$）。医生的全球审美改善量表（GAIS）评分显示，81.3%和77.7%的受试者在90天（$n=16$）和180天（$n=45$）时获得改善。此外，在90天和180天时，受试者的GAIS评分分别显示75%和77.8%的受试者感觉到了改善[88]。射频设备也被证明可以有效地紧致下面部和颈部皮肤，创造更平滑的下颌线外观，提高求美者的满意度[89–90]。在使用基于能量的设备后，可在同一天沿下颌骨后角、下颌前沟和下颌的骨膜上注射填充剂，并在前沟的皮下层注射，以避免动脉内注射，从而进一步修饰和平滑下颌线。

为了恢复有吸引力的女性和男性的面部形状，在同一天注射高黏度的填充剂，分别用于治疗下颌凹陷[91]和恢复"苹果下巴"[92–93]。

进一步帮助改善方脸或下宽脸，可能会使女性脸部男性化，并导致面部老化的倒三角外观，BoNT可以注射到咬肌中，这可以有效地减少面肌肥大，从而使脸形线条更平滑[94]。

结论

随着对面部衰老过程的深入了解，促使人们采取多种方法来同时解决多种内在和外在问题。填充剂可以安全地与肉毒毒素和基于能量设备的治疗联合使用，甚至在同一天进行，以达到最佳的审美效果，提高求美者的满意度。另见表16.1。

表16.1 联合治疗当天的选择

雀斑和斑点状脂溢性角症	1. IPL 2. QS/PS 532 694 755nm	1. QS/PS 532 694 755nm 2. 1927nm	
皮肤变色和浅表皱纹	1. IPL或PDL 2. QS/PS 532 694 755nm 3. 非剥脱性分型激光（1440,1550,1565nm）	1. IPL或PDL 2. QS/PS 532 694 755nm 3. 剥脱分光激光器（AFL）（10 600nm，CO_2或2940nm Er：YAG）	1. IPL或PDL 2. MFU-V 3. QS/PS 532 694 755nm
皮肤变色、皱纹和松弛	1. IPL或PDL 2. QS 532 694 755nm 3. MFU-V或MRF（外部应用或内部应用） 4. 剥脱性分型激光（10 600nm, CO_2或2940nm Er：YAG）		
皮肤变色和皱纹	1. IPL或PDL 2. BTX-A 3. QS/PS 532 694 755nm	1. IPL或PDL 2. QS/PS 532 694 755nm 3. NAFL 4. BTX-A前后1周	1. IPL或PDL 2. QS/PS 532 694 755nm 3. 剥脱性分型激光（10 600nm, CO_2或2940nm Er：YAG）
皮肤变色、皱纹和容量损失	1. IPL或PDL 2. PLLA, CaHA或HA注射剂 3. BTX-A 4. QS/PS 532 694 755nm	1. IPL或PDL 2. PLLA, CaHA或HA注射剂 3. QS/PS 532 694 755nm 4. NAFL 5. BTX-A前后1周（由于NAFL的肿胀，不能在同一天进行）	1. IPL或PDL 2. QS/PS 532 694 755nm 3. AFL 4. PLLA, CaHA或HA前后1周 5. BTX-A前后1周
皮肤变色、皱纹、容量损失和皮肤松弛	1. IPL或PDL 2. MFU-V 3. QS/PS 532 694 755nm 4. PLLA, CaHA或HA注射剂 5. BoNT-A		

缩写：CaHA，羟基磷灰石钙；HA，透明质酸；IPL，强脉冲光；NAFL，非剥脱性裂隙激光；PDL，脉冲染料激光；PLLA，聚左旋乳酸。

参考文献

[1] El-Domyati M, Attia S, Saleh F, Brown D, Birk DE, Gasparro F, et al. Intrinsic aging vs. photoaging: a comparative histopathological, immunohistochemical, and ultrastructural study of skin. *Exp Dermatol* 2002;11(5):398–405.

[2] Rohrich RJ, Pessa JE. The fat compartments of the face: anatomy and clinical implications for cosmetic surgery. *Plast Reconstr Surg* 2007;119(7):2219–2227; discussion 28–31.

[3] Shaw RB, Jr., Kahn DM. Aging of the midface bony elements: a three-dimensional computed tomographic study. *Plast Reconstr Surg* 2007;119(2):675–681; discussion 82–83.

[4] Cuerda-Galindo E, Palomar-Gallego MA, Linares-Garciavaldecasas R. Are combined same-day treatments the future for photorejuvenation? Review of the literature on combined treatments with lasers, intense pulsed light, radiofrequency, botulinum toxin, and fillers for rejuvenation. *J Cosmet Laser Ther* 2015;17(1):49–54.

[5] Casabona G, Michalany N. Microfocused ultrasound with visualization and fillers for increased neocollagenesis: clinical and histological evaluation. *Dermatol Surg* 2014;40(Suppl 12):S194–S198.

[6] 2016 Plastic Surgery Statistics Report. American Society of Plastic Surgeons; 2016.

[7] Therapy with Botulinum Toxin. J. J, M. H, eds. New York, NY: Marcel Dekker; 1994.

[8] Frevert J. Pharmaceutical, biological, and clinical properties of botulinum neurotoxin type A products. *Drugs in R&D* 2015;15(1):1–9.

[9] Carruthers JD, Glogau RG, Blitzer A. Advances in facial rejuvenation: botulinum toxin type a, hyaluronic acid dermal fillers, and combination therapies—consensus recommendations. *Plast Reconstr Surg* 2008;121(5 Suppl):5S–30S; quiz 1S–6S.

[10] Wu WT, Liew S, Chan HH, et al. Consensus on current injectable treatment strategies in the Asian face. *Aesthetic Plast Surg* 2016;40(2):202–214.

[11] Goldman MP, Weiss RA, Weiss MA. Intense pulsed light as a nonablative approach to photoaging. *Dermatol Surg* 2005;31(9 Pt 2):1179–1187; discussion 87.

[12] Ross EV, Smirnov M, Pankratov M, Altshuler G. Intense pulsed light and laser treatment of facial telangiectasias and dyspigmentation: some theoretical and practical comparisons. *Dermatol Surg* 2005;31(9 Pt 2):1188–1198.

[13] Bitter PH. Noninvasive rejuvenation of photodamaged skin using serial, full-face intense pulsed light treatments. *Dermatol Surg* 2000;26(9):835–842; discussion 43.

[14] Prieto VG, Sadick NS, Lloreta J, Nicholson J, Shea CR. Effects of intense pulsed light on sun-damaged human skin, routine, and ultrastructural analysis. *Laser Surg Med* 2002;30(2):82–85.

[15] Goldberg DJ. New collagen formation after dermal remodeling with an intense pulsed light source. *J Cutan Laser Ther* 2000;2(2):59–61.

[16] Negishi K, Wakamatsu S, Kushikata N, Tezuka Y, Kotani Y, Shiba K. Full-face photorejuvenation of photodamaged skin by intense pulsed light with integrated contact cooling: initial experiences in Asian patients. *Laser Surg Med* 2002;30(4):298–305.

[17] Alam M, Hsu TS, Dover JS, Wrone DA, Arndt KA. Nonablative laser and light treatments: histology and tissue effects—a review. *Laser Surg Med* 2003;33(1):30–39.

[18] Greve B, Raulin C. Professional errors caused by lasers and intense pulsed light technology in dermatology and aesthetic medicine: preventive strategies and case studies. *Dermatol Surg* 2002;28(2): 156–161.

[19] Munavalli GS, Weiss RA, Halder RM. Photoaging and nonablative photorejuvenation in ethnic skin. *Dermatol Surg* 2005;31(9 Pt 2):1250–1260; discussion 61.

[20] Fitzpatrick RE, Goldman MP, Satur NM, Tope WD. Pulsed carbon dioxide laser resurfacing of photo-aged facial skin. *Arch Dermatol* 1996;132(4):395–402.

[21] Ortiz AE, Goldman MP, Fitzpatrick RE. Ablative CO_2 lasers for skin tightening: traditional versus fractional. *Dermatol Surg* 2014;40(Suppl 12):S147–S151.

[22] Alexiades-Armenakas MR, Dover JS, Arndt KA. The spectrum of laser skin resurfacing: nonablative, fractional, and ablative laser resurfacing. *J Am Acad Dermatol* 2008;58(5):719–737; quiz 38–40.

[23] Tanzi EL, Alster TS. Comparison of a 1450-nm diode laser and a 1320-nm Nd:YAG laser in the treatment of atrophic facial scars: a prospective clinical and histologic study. *Dermatol Surg* 2004;30(2 Pt 1):152–157.

[24] Hruza GJ, Dover JS. Laser skin resurfacing. *Arch Dermatol* 1996;132(4):451–455.

[25] Lowe NJ, Lask G, Griffin ME, Maxwell A, Lowe P, Quilada F. Skin resurfacing with the Ultrapulse carbon dioxide laser. Observations on 100 patients. *Dermatol Surg* 1995;21(12):1025–1029.

[26] Bogle M. Radiofrequency energy and hybrid devices. Alam M, Dover JS, eds. *Non-surgical Skin Tightening and Lifting.* London, UK: Elsevier; 2009:21–32.

[27] Pritzker RN, Hamilton HK, Dover JS. Comparison of different technologies for noninvasive skin tightening. *J Cosmet Dermatol* 2014;13(4):315–323.

[28] Carruthers J, Fabi S, Weiss R. Monopolar radiofrequency for skin tightening: our experience and a review of the literature. *Dermatol Surg* 2014;40(Suppl 12):S168–S173.

[29] Abraham MT, Mashkevich G. Monopolar radiofrequency skin tightening. *Facial Plast Surg Clin North Am* 2007;15(2):169–177.

[30] Sukal SA, Geronemus RG. Thermage: the nonablative radiofrequency for rejuvenation. *Clin Dermatol* 2008;26(6):602–607.

[31] Wat H, Wu DC, Chan HH. Fractional resurfacing in the Asian patient: current state of the art. *Laser Surg Med* 2017;49(1):45–59.

[32] Alster TS, Lupton JR. Nonablative cutaneous remodeling using radiofrequency devices. *Clin Dermatol* 2007;25(5):487–491.

[33] el-Domyati M, el-Ammawi TS, Medhat W, et al. Radiofrequency facial rejuvenation: evidence-based effect. *J Am Acad Dermatol* 2011;64(3):524–535.

[34] Montesi G, Calvieri S, Balzani A, Gold MH. Bipolar radiofrequency in the treatment of dermatologic imperfections: clinicopathological and immunohistochemical aspects. *J Drugs Dermatol* 2007;6(9):890–896.

[35] Beasley KL, Weiss RA. Radiofrequency in cosmetic dermatology. *Dermatol Clin* 2014;32(1):79–90.

[36] Alam M, White LE, Martin N, Witherspoon J, Yoo S, West DP. Ultrasound tightening of facial and neck skin: a rater-blinded prospective cohort study. *J Am Acad Dermatol* 2010;62(2):262–269.

[37] Kornstein AN. Ulthera for silicone lip correction. *Plast Reconstr Surg* 2012;129(6):1014e–1015e.

[38] Carruthers A, Carruthers J, Monheit GD, Davis PG, Tardie G. Multicenter, randomized, parallel-group study of the safety and effectiveness of onabotulinumtoxin A and hyaluronic acid dermal fillers (24-mg/ml smooth, cohesive gel) alone and in combination for lower facial rejuvenation. *Dermatol Surg* 2010; 36(Suppl 4):2121–2134.

[39] Carruthers J, Carruthers A, Monheit GD, Davis PG. Multicenter, randomized, parallel-group study of onabotulinumtoxin A and hyaluronic acid dermal fillers (24-mg/ml smooth, cohesive gel) alone and in combination for lower facial rejuvenation: satisfaction and patient-reported outcomes. *Dermatol Surg* 2010;36(Suppl 4):2135–2145.

[40] Custis T, Beynet D, Carranza D, Greco J, Lask GP, Kim J. Comparison of treatment of melomental fold rhytides with cross-linked hyaluronic acid combined with onabotulinumtoxina and cross-linked hyaluronic acid alone. *Dermatol Surg* 2010;36(Suppl 3):1852–1858.

[41] Dubina M, Tung R, Bolotin D, et al. Treatment of forehead/glabellar rhytide complex with combination botulinum toxin a and hyaluronic acid versus botulinum toxin A injection alone: a split-face, rater-blinded, randomized control trial. *J Cosmet Dermatol* 2013;12(4):261–266.

[42] Pavicic T, Few JW, Huber-Vorlander J. A novel, multistep, combination facial rejuvenation procedure for treatment of the whole face with incobotulinumtoxinA, and two dermal fillers-calcium hydroxylapatite and a monophasic, polydensified hyaluronic acid filler. *J Drugs Dermatol* 2013;12(9):978–984.

[43] Beer KR, Julius H, Dunn M, Wilson F. Remodeling of periorbital, temporal, glabellar, and crow's feet areas with hyaluronic acid and botulinum toxin. *J Cosmet Dermatol* 2014;13(2):143–150.

[44] Narurkar VA, Cohen JL, Dayan S, et al. A comprehensive approach to multimodal facial aesthetic treatment: injection techniques and treatment characteristics from the HARMONY study. *Dermatol Surg* 2016;42(Suppl 2):S177–S191.

[45] Wang F, Garza LA, Kang S, et al. In vivo stimulation of de novo collagen production caused by crosslinked hyaluronic acid dermal filler injections in photodamaged human skin. *Arch Dermatol* 2007; 143(2):155–163.

[46] Quan T, Wang F, Shao Y, et al. Enhancing structural support of the dermal microenvironment activates fibroblasts, endothelial cells, and keratinocytes in aged human skin in vivo. *J Investig Dermatol* 2013; 133(3):658–667.

[47] Oh SH, Lee Y, Seo YJ, et al. The potential effect of botulinum toxin type A on human dermal fibroblasts: an in vitro study. *Dermatol Surg* 2012;38(10):1689–1694.

[48] Dessy LA, Mazzocchi M, Rubino C, Mazzarello V, Spissu N, Scuderi N. An objective assessment of botulinum toxin A effect on superficial skin texture. *Ann Plast Surg* 2007;58(5):469–473.

[49] England LJ, Tan MH, Shumaker PR, et al. Effects of monopolar radiofrequency treatment over soft-tissue fillers in an animal model. *Laser Surg Med* 2005;37(5):356–365.

[50] Gregory A, Bree C, Humphrey S, Fabi S. Same day combination treatment results in greater patient retention than single modality treatment. *Dermatol Surg* 2018; Submitted.

[51] Carruthers J, Burgess C, Day D, et al. Consensus recommendations for combined aesthetic interventions in the face using botulinum toxin, fillers, and energy-based devices. *Dermatol Surg* 2016;42(5):586–597.

[52] Carruthers J, Carruthers A. A multimodal approach to rejuvenation of the lower face. *Dermatol Surg* 2016;42(Suppl 2):S89–S93.

[53] Presti P, Yalamanchili H, Honrado CP. Rejuvenation of the aging upper third of the face. *JAMA Facial Plast Surg* 2006;22(2):91–96.

[54] Carruthers J, Carruthers A. Social significance of the eyebrows and periorbital complex. *J Drugs Dermatol* 2014;13(1 Suppl):s7–s11.

[55] Carruthers A, Carruthers J. Eyebrow height after botulinum toxin type A to the glabella. *Dermatol Surg* 2007;33(1 Spec No.):S26–S31.

[56] Fabi SG. Noninvasive skin tightening: focus on new ultrasound techniques. *Clin Cosmet Investig Dermatol* 2015;8:47–52.

[57] Langelier N, Beleznay K, Woodward J. Rejuvenation of the upper face and periocular region: combining neuromodulator, facial filler, laser, light, and energy-based therapies for optimal results. *Dermatol Surg* 2016;42(Suppl 2):S77–S82.

[58] Beleznay K, Carruthers JD, Humphrey S, Jones D. Avoiding and treating blindness from fillers: a review of the world literature. *Dermatol Surg* 2015;41(10):1097–1117.

[59] Fitzgerald R. Contemporary concepts in brow and eyelid aging. *Clin Plast Surg* 2013;40(1):21–42.

[60] Carruthers J, Carruthers A. *Soft Tissue Augmentation: Procedures in Cosmetic Dermatology Series*. New York, NY: Saunders; 2012.

[61] West TB, Alster TS. Effect of botulinum toxin type A on movement-associated rhytides following CO_2 laser resurfacing. *Dermatol Surg* 1999;25(4):259–261.

[62] Carruthers J, Carruthers A. A prospective, randomized, parallel group study analyzing the effect of BTX-A (Botox) and nonanimal sourced hyaluronic acid (NASHA, Restylane) in combination compared with NASHA (Restylane) alone in severe glabellar rhytides in adult female subjects: treatment of severe glabellar rhytides with a hyaluronic acid derivative compared with the derivative and BTX-A. *Dermatol Surg* 2003;29(8):802–809.

[63] RT002 injectable formulation. Available from: www.revance.com/rt002-injectable-formulation.

[64] Carruthers J, Carruthers A. The effect of full-face broadband light treatments alone and in combination with bilateral crow's feet Botulinum toxin type A chemodenervation. *Dermatol Surg* 2004;30(3): 355–366; discussion 66.

[65] Rohrich RJ, Pessa JE, Ristow B. The youthful cheek and the deep medial fat compartment. *Plast Reconstr Surg* 2008;121(6):2107–2112.

[66] Coleman SR, Grover R. The anatomy of the aging face: volume loss and changes in 3-dimensional topography. *Aesthet Surg J* 2006;26(1s):S4–S9.

[67] Fabi SG, Carruthers J. Single modality approach to rejuvenate the aging face and body: a thing of the past? *Dermatol Surg* 2016;42(Suppl 2):S73–S76.

[68] Gassner HG, Rafii A, Young A, Murakami C, Moe KS, Larrabee WF, Jr. Surgical anatomy of the face: implications for modern face-lift techniques. *Arch Facial Plast Surg* 2008;10(1):9–19.

[69] Wilson MV, Fabi SG, Greene R. Correction of age-related midface volume loss with low-volume hyaluronic acid filler. *JAMA Facial Plast Surg* 2017;19(2):88–93.

[70] Jones D, Murphy DK. Volumizing hyaluronic acid filler for midface volume deficit: 2-year results from a pivotal single-blind randomized controlled study. *Dermatol Surg* 2013;39(11):1602–1612.

[71] Pak CS, Lee YK, Jeong JH, Kim JH, Seo JD, Heo CY. Safety and efficacy of ulthera in the rejuvenation of aging lower eyelids: a pivotal clinical trial. *Aesthetic Plast Surg* 2014;38(5):861–868.

[72] Raspaldo H, Baspeyras M, Bellity P, et al. Upper-and mid-face anti-aging treatment and prevention using onabotulinumtoxin A: the 2010 multidisciplinary French consensus—part 1. *J Cosmet Dermatol* 2011;10(1):36–50.

[73] Beiraghi-Toosi A, Rezaei E, Jabbari Nooghabi M, Izadpanah S. Effect of depressor septi nasi muscle activity on nasal lengthening with time. *Aesthetic Plast Surg* 2013;37(5):984–988.

[74] Carruthers JD, Fagien S, Rohrich RJ, Weinkle S, Carruthers A. Blindness caused by cosmetic filler injection: a review of cause and therapy. *Plast Reconstr Surg* 2014;134(6):1197–1201.

[75] Lambros V. Observations on periorbital and midface aging. *Plast Reconstr Surg* 2007;120(5):1367–1376; discussion 77.

[76] Kim SN, Byun DS, Park JH, et al. Panophthalmoplegia and vision loss after cosmetic nasal dorsum injection. *J Clin Neurosci* 2014;21(4):678–680.

[77] Gonzalez-Ulloa M. Restoration of the face covering by means of selected skin in regional aesthetic units. *Br J Plast Surg*

1956;9(3):212–221.

[78] Fabi SG, Goldman MP, Mills DC, et al. Combining microfocused ultrasound with botulinum toxin and temporary and semi-permanent dermal fillers: safety and current use. *Dermatol Surg* 2016;42(Suppl 2): S168–S176.

[79] Richard MJ, Morris C, Deen BF, Gray L, Woodward JA. Analysis of the anatomic changes of the aging facial skeleton using computer-assisted tomography. *Ophthal Plast Recons* 2009;25(5):382–386.

[80] Shaw RB, Jr., Katzel EB, Koltz PF, et al. Aging of the facial skeleton: aesthetic implications and rejuvenation strategies. *Plast Reconstr Surg* 2011;127(1):374–383.

[81] Vleggaar D, Fitzgerald R. Dermatological implications of skeletal aging: a focus on supraperiosteal volumization for perioral rejuvenation. *J Drugs Dermatol* 2008;7(3):209–220.

[82] Brandt FS, Ballin AC, Green JB, Kaufman J, Cazzaniga A. Orbicularis oris, mentalis, depressor angulis oris. In: A Carruthers, J Carruthers, eds. *Botulinum Toxin: Procedures in Cosmetic Dermatology Series*, 3rd ed. London, UK: Elsevier-Saunders; 2013.

[83] de Almeida ART, Romiti A, Carruthers JDA. The facial platysma and its underappreciated role in lower face dynamics and contour. *Dermatol Surg* 2017;43(8):1042–1049.

[84] Coleman KR, Carruthers J. Combination therapy with BOTOX and fillers: the new rejuvnation paradigm. *Dermatol Ther* 2006;19(3):177–188.

[85] Carruthers J, Carruthers A. Aesthetic botulinum A toxin in the mid and lower face and neck. *Dermatol Surg* 2003;29(5):468–476.

[86] Dover JS, Carruthers A, Carruthers J, Alam M. Clinical use of RESTYLANE. *Skin Therapy Lett* 2005;10(1):5–7.

[87] Oni G, Hoxworth R, Teotia S, Brown S, Kenkel JM. Evaluation of a microfocused ultrasound system for improving skin laxity and tightening in the lower face. *Aesthet Surg J* 2014;34(7):1099–1110.

[88] Fabi SG, Goldman MP. Retrospective evaluation of micro-focused ultrasound for lifting and tightening the face and neck. *Dermatol Surg* 2014;40(5):569–575.

[89] Hsu TS, Kaminer MS. The use of nonablative radiofrequency technology to tighten the lower face and neck. *Semin Cutan Med Surg* 2003;22(2):115–123.

[90] Dendle J, Wu DC, Fabi SG, Melo D, Goldman MP. A retrospective evaluation of subsurface monopolar radiofrequency for lifting of the face, neck, and jawline. *Dermatol Surg* 2016;42(11):1261–1265.

[91] Carruthers J, Fagien S, Matarasso SL. Consensus recommendations on the use of botulinum toxin type a in facial aesthetics. *Plast Reconstr Surg* 2004;114(6 Suppl):1s–22s.

[92] Sykes JM. Applied anatomy of the temporal region and forehead for injectable fillers. *J Drugs Dermatol* 2009;8(10 Suppl):S24–S27.

[93] Wilson M, Jones I, Butterwick K, Fabi S. The role of nonsurgical chin augmentation in full face rejuvenation: A review and our experience. *Dermatol Surg* 2018;44(7):985–993.

[94] Park MY, Ahn KY, Jung DS. Botulinum toxin type A treatment for contouring of the lower face. *Dermatol Surg* 2003;29(5):477–483; discussion 83.